professional
+
practical
+
beautiful

professional

+

practical

+

beautiful

全圖解 超速效 腳底按摩

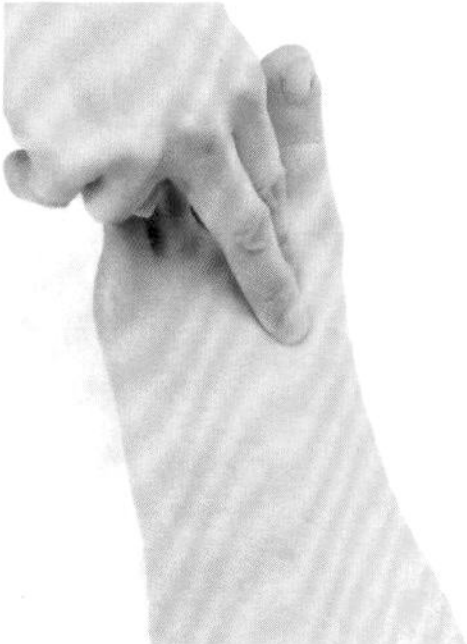
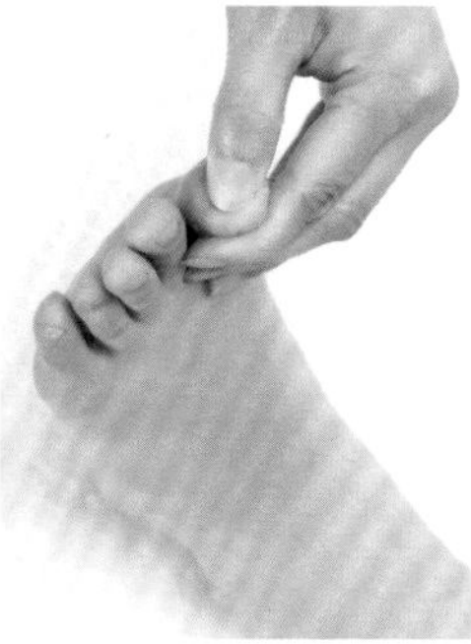
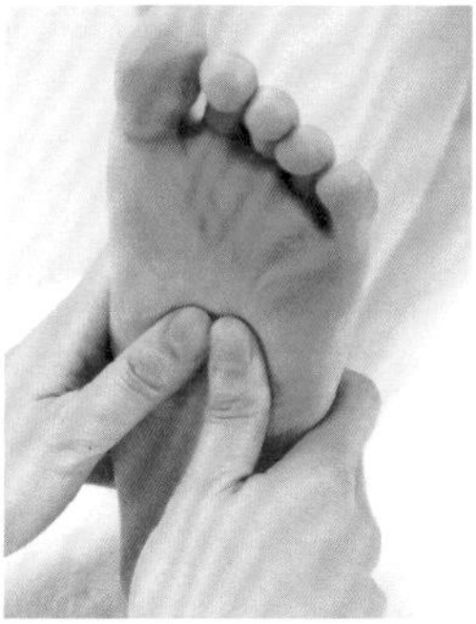

〔序〕足部按摩，最健康、最美麗的保健方式

很多去過大陸的人都會迷上腳底按摩或足浴，有個常駐在大陸工作的朋友還曾跟我說，每週他總會有兩天一定要去做一次腳底按摩來放鬆自己，紓解壓力，而台灣近幾年來，足部按摩的店也越開越多，甚至有了連鎖企業的成立，到底腳底按摩有什麼迷人之處呢？

嚴格說起來，足部按摩並不是沒有根據的，距今兩千多年前的經典醫著《黃帝內經》中，就有介紹到許多足部的穴位。也就是說足療起源於古代，發展於近代，盛行於現代。足部按摩是中國中醫的寶貴遺產，最古老的中醫經典，古代就有人藉著在地上赤足跳舞，使足底部發熱、發脹、舒服，來解除疲勞、振奮精神，繼而達到緩解病痛的目的。

足部穴位可以反映和治療全身多種疾病，透過對足部進行按摩、針灸等治療，能調整身體相對臟器的功能，就能使人體恢復健康，減少疾病發生。

然而，足部按摩到底是什麼呢？它是根據什麼原理呢？

足部按摩是一種非藥物的療法，它是透過對足部各個反射區的刺激，使體內的生理機能得到調整，也就是調和臟腑，平衡陰陽，達到提高自身免疫系統的功能，如調節神經反射、改善血液循

環、調整內分泌、通經活絡等，進而達到預防、保健的作用。

目前國內的足部按摩主要仍是以保健、紓壓的功能為主，透過對足底部、足內側、足外側、足背及踝部反射區的按摩治療，有的是靠專業足底按摩師來施行，有的則會藉助一些足底按摩的器材來做，幾乎是適合所有人做的一種按摩，且對解除疲勞有很大的好處。

足部按摩又稱足部反射推拿法，可以緩解多種疾病，尤其對於各種功能性疾病療效顯著。如：神經系統的頭痛、失眠；內分泌系統的更年期綜合症、肥胖；消化系統的便祕、腹瀉以及糖尿病、高血壓、冠心病、前列腺肥大、遺尿、關節炎、月經不調、痛經、性功能不全等。

足部按摩在當今社會也非常盛行，這個古老而又年輕的保健方法使處於亞健康狀態下的人們感受神奇的魅力。本書除了讓大家更瞭解什麼是足療外，更大的目的是讓大家能夠藉由簡單的足療手法，做好日常保健的工作，每天只需要花五到十分鐘，按摩一下足底，相信對消除疲勞、預防疾病的發生有很大的效果。除此之外，本書也針對女性美容、瘦身做了系列的按摩手法，相信除了讓你獲得健康，也能美麗、窈窕。

此外，書中還特別介紹了足浴的方式，藉由簡單的泡腳，能夠緩解疾病為身體所帶來的不適，相信大家一定會喜歡這種方便、易施行的保健方式。

漢欣文化編輯部

目錄

PART 1

足部按摩是什麼？

足部按摩為疾病之本 008
足部養生六字訣 010
足部按摩和足浴的差別 014

PART 2

你一定要知道的足部按摩常識

足部按摩的原理 018
足部按摩的功效 024
按摩常用手法 030
足部按摩手法 036
常用工具 040
按摩前非知不可的事 043

PART 3

身體保健按摩DIY

感冒 052
眼睛疲勞 056
頭暈 058
食欲不振 060
手腳冰冷 062
打鼾 064
肩膀痠痛 066
記憶力衰退 068
注意力下降 070
胸悶 072
失眠 074
宿醉 076
臉部浮腫 078
腿部浮腫 080
憂鬱 082

緊張 084
戒菸・戒酒 086
牙痛 088
鼻炎 090
落枕 092
腹瀉 094
便祕 096
中暑 098
消化不良 100
耳鳴 102
口臭 104
白髮 106

PART 4

愛美麗足部按摩DIY

瘦臉 110
消去蘿蔔腿 112
消除黑眼圈 114
美麗肌膚 116
去斑 118
去除青春痘 120
胸部up up 122
瘦小腹 124
止掉髮 126
止經痛 128
調整經期 130
止孕吐 132

PART 5

養生，從護腳開始

足浴的功用 136
你一定要知道的事 139
消除疲勞足浴法 143
生活中的護足法 148
三分鐘足部保健操 150

MASSAGE

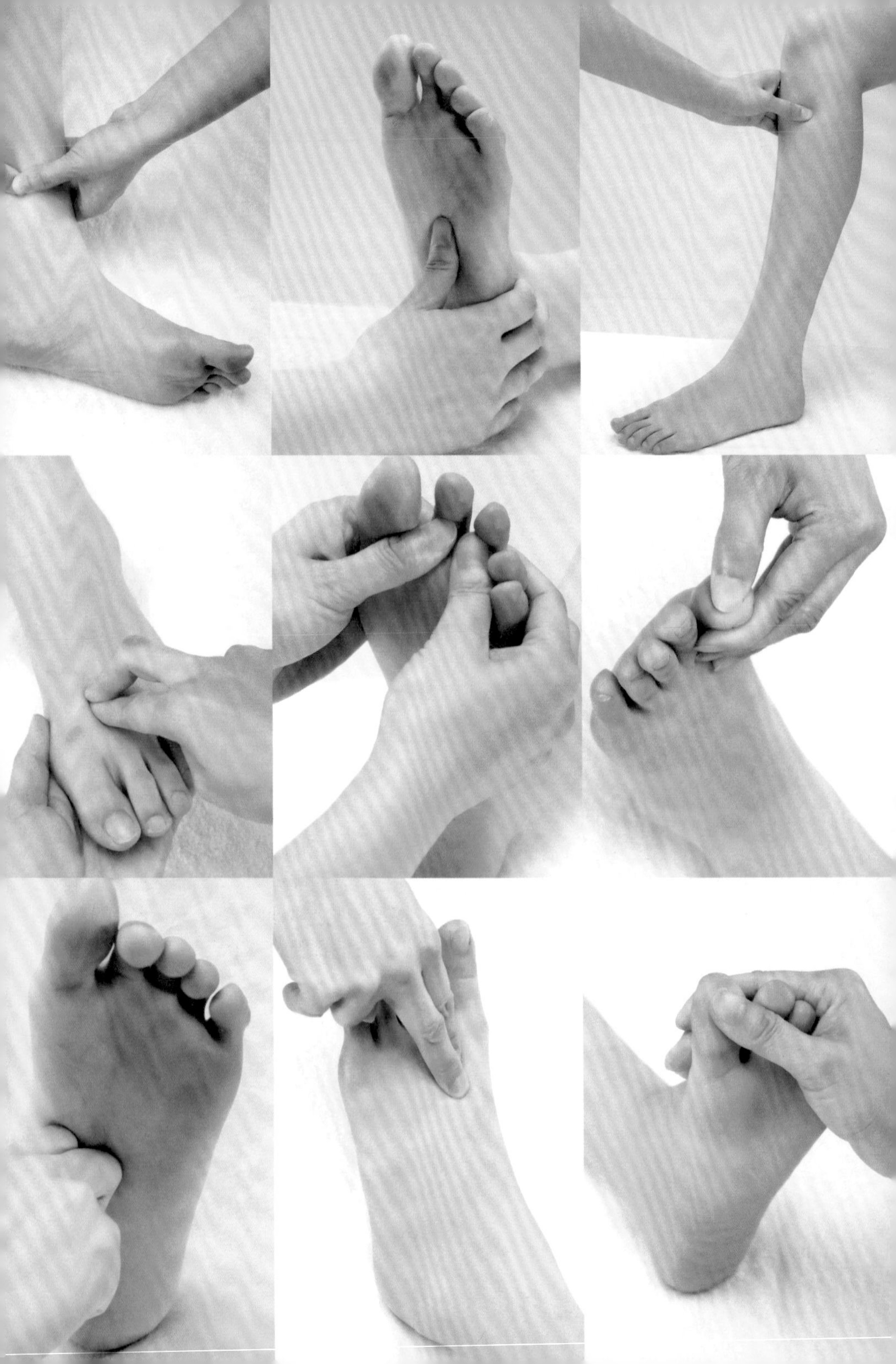

PART 1

足部按摩是什麼？

如果你有仔細注意，可能就會發現，這幾年，街頭巷尾多了一些很特別的店面，它們都裝潢得很特別，有的走泰式風格，有的則走的是上海風，柔和的燈光，舒適的長椅則是它們的共通點，而標榜「足部養生」則是它們的主要訴求。其實足部按摩對人體是有祛病防病，強健身體的功效。

何謂足療

足部按摩為疾病之本

中醫理論記載，人有「四根」——耳根、鼻根、乳根和腳跟，其中以腳跟為四根之本。「人老足先衰，樹枯根先竭」可見腳對人體的重要性。每天腳都要踏在地面，地心引力會使人體內的血液無法回流，只有對足部進行按摩，刺激血液循環，讓血液回流上來，才可以強身健體。舉例來說，我們常會聽到有許多糖尿病患者的兩腳因病情加劇而被迫截肢，關鍵就在足部末梢神經出現了問題，想要避免發生這樣的狀況，糖尿病患者最好經常接受足部按摩，讓血液通達末梢神經。

除了糖尿病患者外，腎臟病患者也應多做足部按摩；但若是病人的肌肉已壞死或出現潰爛現象時，就不適合再進行足部按摩了。

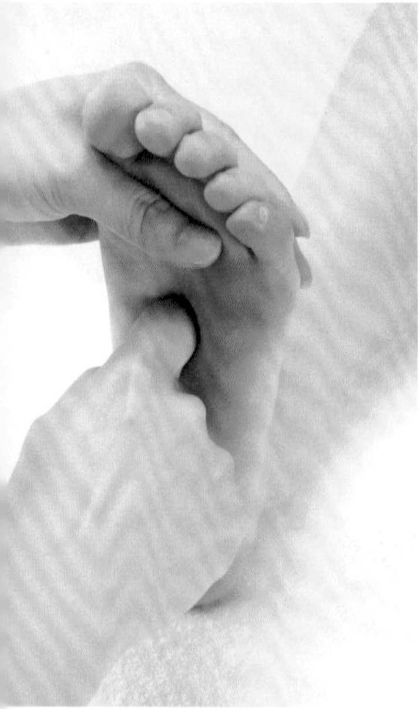

按摩要避免過度疼痛、時間過長

足部按摩對慢性病人的助益最大，如經常失眠、體質虛弱者等，進行足部按摩，頗有效果。但仍需要注意一些問題，如在進行足部按摩時，應注意病人的疼痛問題。在正常的狀況下，按摩時病人會感到舒服，但如果病人會感覺疼痛到將雙腳縮回來，就表示按摩的力道過大。

目前，市面上銷售的足部按摩器種類繁多，功能不外乎刺激足部的穴位或反射區，以達到促進血液循環、舒緩關節不適、促進新陳代謝等輔助作用。使用者必須根據體質進行足部按摩，時間也不應太長。

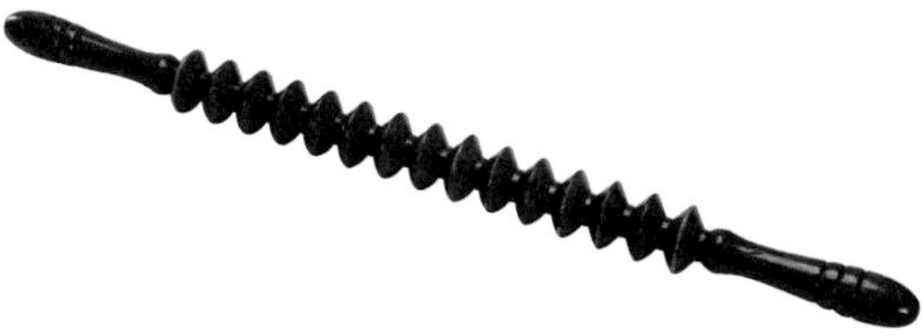

按・摩・小・知・識

什麼人不適宜做足部按摩？

足部按摩雖然很好，但是也不可以每天都進行按摩。因為每天按摩，反而會損傷肌肉。通常一次按摩後，肌肉會得到鬆弛、血液循環得以改善，隔天還是有這方面的效用，所以可以隔兩天進行一次。

足部養生六字訣

摸

經常以手指觸摸雙腳的各個部位，如觸摸到皮下組織有結節、硬塊或水泡樣感覺，且感到疼痛時，說明該處所對應的內臟器官已發生病變或功能不正常，應及時診治，千萬不可掉以輕心。

按

按摩病灶區祛病又健體，在觸摸到有結節、硬塊且有疼痛的部位上，採用各種手法適時地進行按摩刺激，使其結節逐步減輕或消除，經絡就會逐步地暢通無阻。

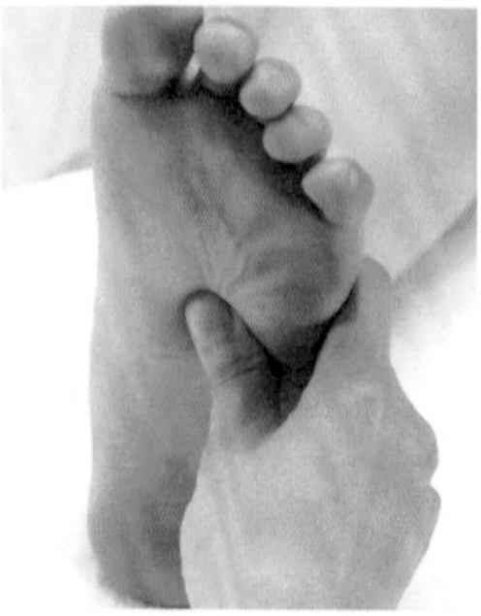

搓

經常搓揉腳心的「湧泉穴」便可強身健體。湧泉穴是人體「足少陰腎經」中的一個重要穴位，也是反射醫學中腎臟在腳部的「反射區」，「腎為先天之本」，經常按搓湧泉穴，就能補精強腎，健體消疾。

溫

經常保持雙足的適當溫度是預防疾病從腳底入侵必不可少的一環。一般健康人腳部的正常溫度應該是：腳尖約為攝氏二十二度左右，腳掌的溫度約為攝氏二十八度左右，如果過高或者過低時均屬異常。若腳尖發涼，一般多為頭部疾病，如頭痛、頭脹、失眠、腦部供血不足等疾病；若是足跟部冰涼，多為腎虛症狀；若全足冰涼，多屬下肢循環欠佳，氣血雙虛的徵兆，故應經常注意。

足部保溫的方法常採用的是：揉搓法、溫水泡洗法、運動雙

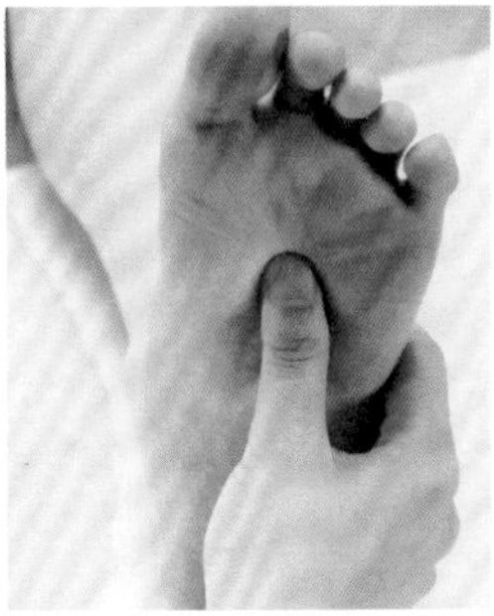

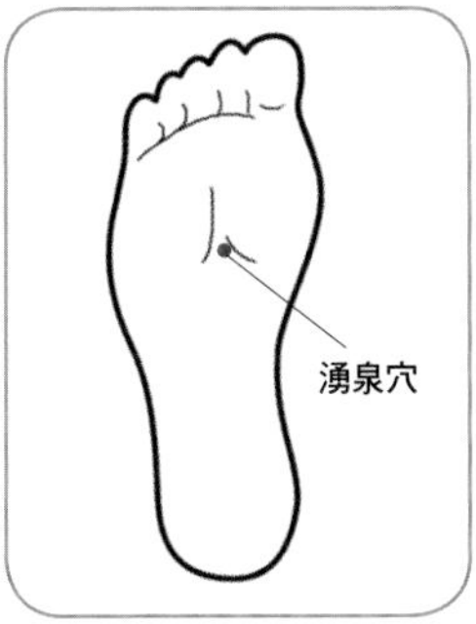

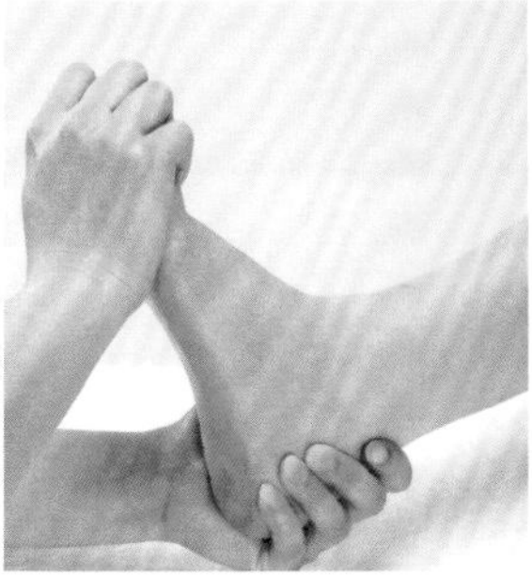

足法，這些方法都可以保持足部的溫度。

洗

養成每天睡覺前用攝氏四十度的溫水泡洗雙腳的習慣，溫水洗腳既能清潔雙足，又能保持足溫，防止寒氣從腳底入侵，促進末梢血液循環，讓新陳代謝正常。此外，洗腳能健腦安神、補腎健體、防治失眠，還能消除疲勞、恢復健康。

走

人們在走路時，由於腳部肌肉的收縮、鬆弛能迫使靜脈血管的擴張與收縮運動，使含有代謝後產物的血液，經靜脈血管上升到肺部排出、充氧後，再回流到心臟。由於行走時腳部肌肉的收縮與鬆弛，能使靜脈血管的流速增強，從而減輕了心臟回收血液的負擔，確保血液循環的暢通無阻，以便將營養物質源源不斷地輸送到全身各個器官，達到健康強體、延年益壽的目的。

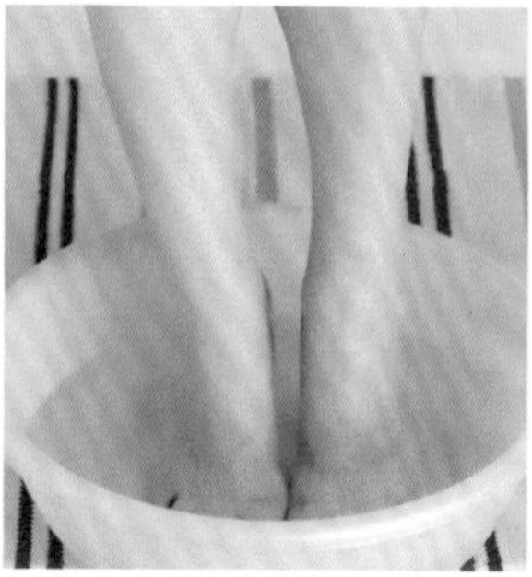

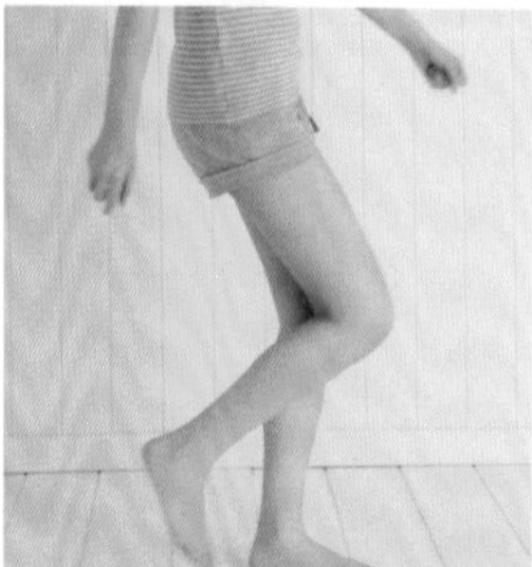

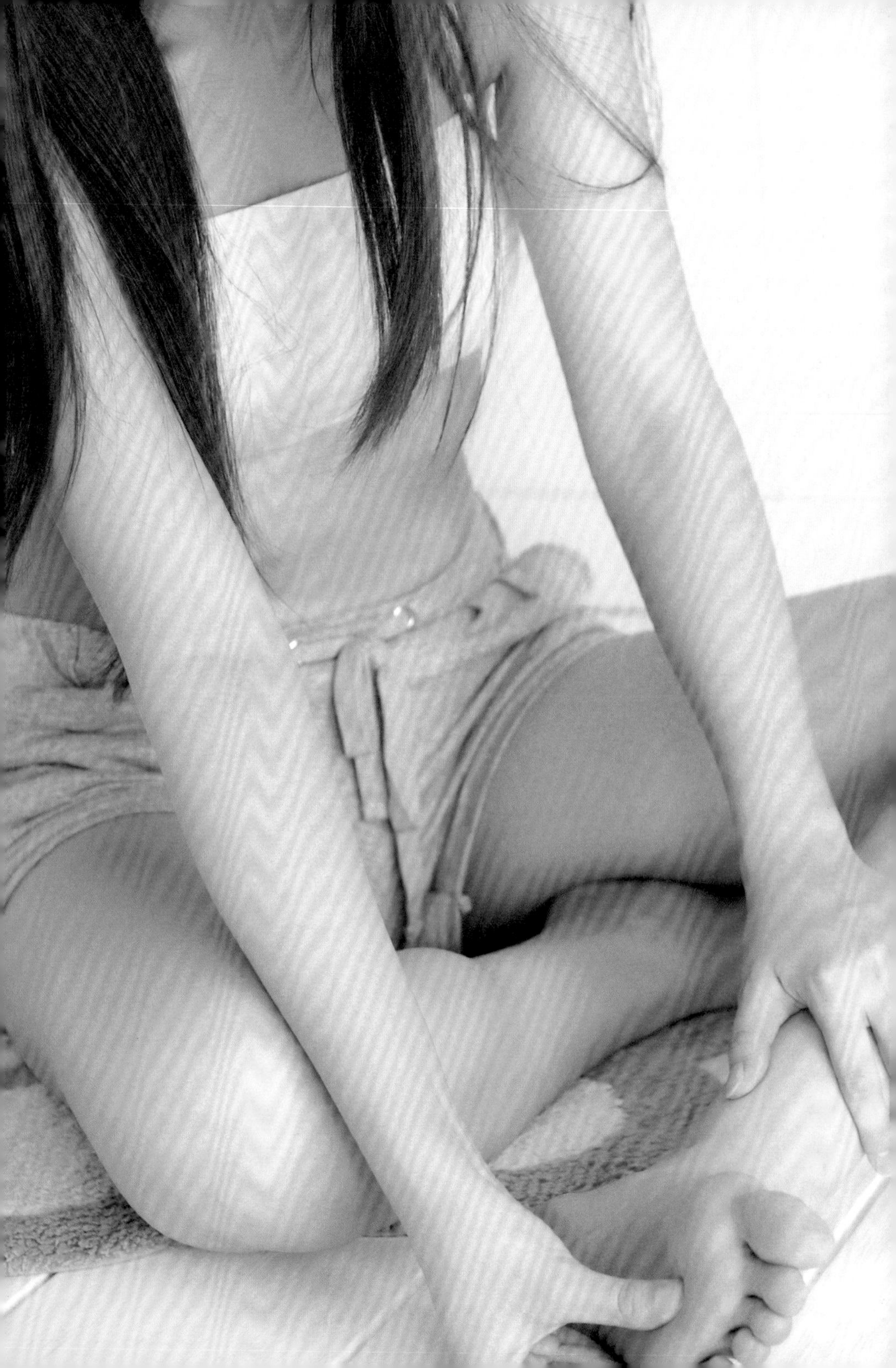

何謂足療

足部按摩和足浴的差別

「足部按摩」其實是帶有某種治療效果的。足部按摩就是透過按摩、透過藥浴等中醫輔助療法來幫助緩解身體病痛的方法。全身的不同部位在腳部都有反射區，透過按摩雙腳及中藥足浴，可以有效緩解身體的病痛。

針對性的按摩可以加大雙腳的運動點，有利於行走；中藥足浴可以促進藥物對於身體的治療吸收，達到血液循環的功效。所以有句話說「腳是一個人的第二心臟」，也就是這個道理。

也因此足部按摩與「足浴」不同，「足浴」的治療概念就要淡很多。簡單的泡腳或是有一些滋潤養

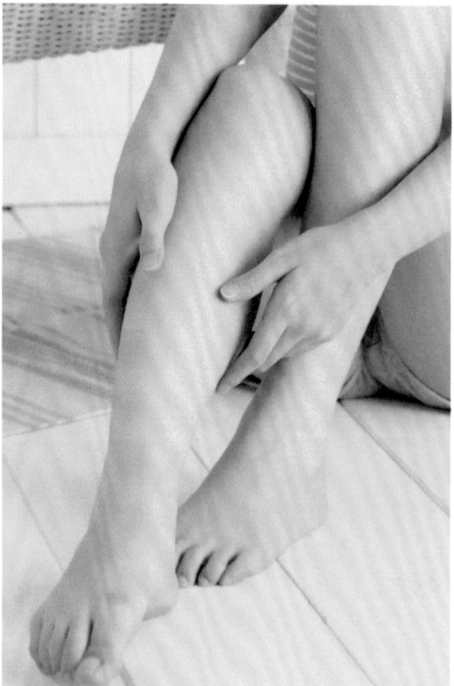

護產品的加入都可以叫做足浴。

其次除了概念的不同外，還具有以下不同點：

- 足部按摩注重以足療身，足浴則是以養護為主。
- 足部按摩對於個人的針對性比足浴要強。
- 做足部按摩要比做足浴更要有恆心和毅力。

瞭解了這麼多，大家對於足部按摩與足浴應該是有了一個比較明確的區分了。這樣大家可以就可以根據自己的身體和需要做出相對合適的選擇了。

按・摩・小・知・識

足部按摩對身體的好處

足部按摩是一種很好的保健養生方式，在《黃帝內經》的〈足心篇〉裡，對足部按摩原理就有所記載：人體器官各部位在足部都有反射區，以按摩手法刺激反射區，透過血液循環、神經傳導，能調節機能平衡、恢復器官正常功能，收到祛病健身之效。足部按摩不只是按摩足部反射區，足部的其他部位與腿側的點、線、帶和區都需要按摩，如此一來便可達到疏經活絡、鬆弛全身之目的。

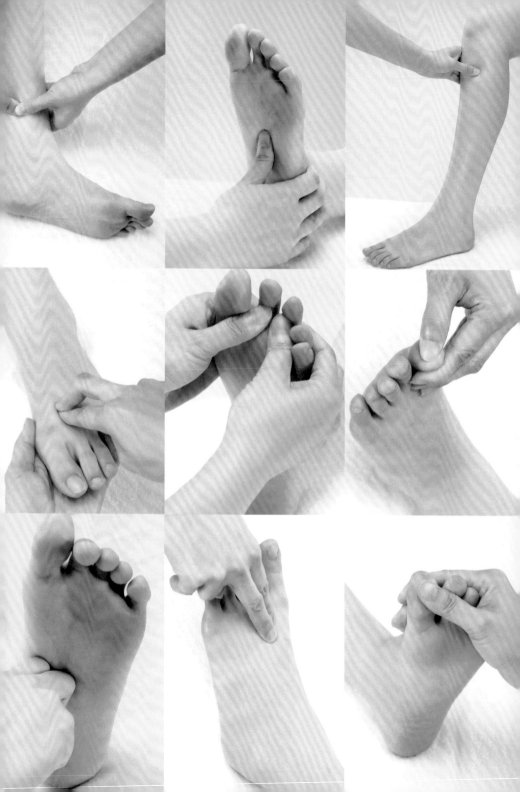

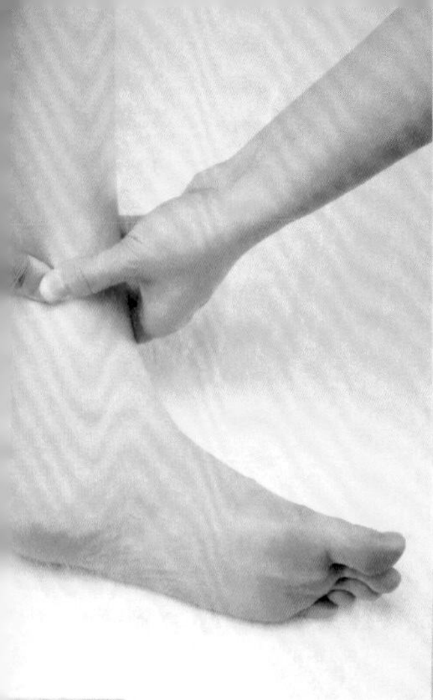
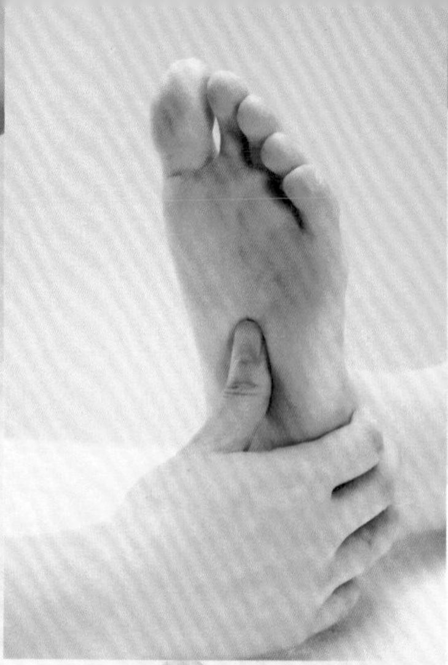
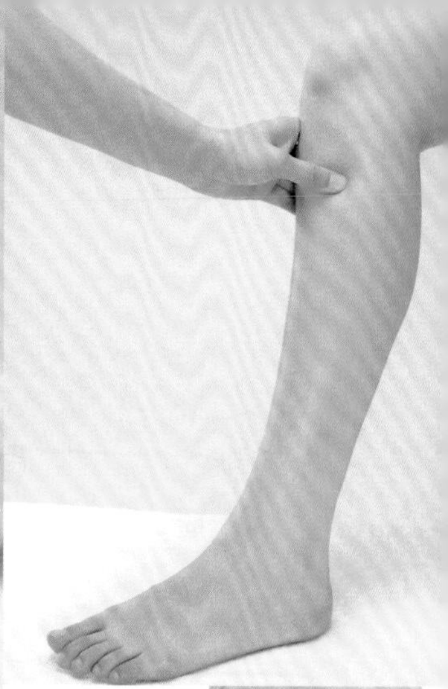

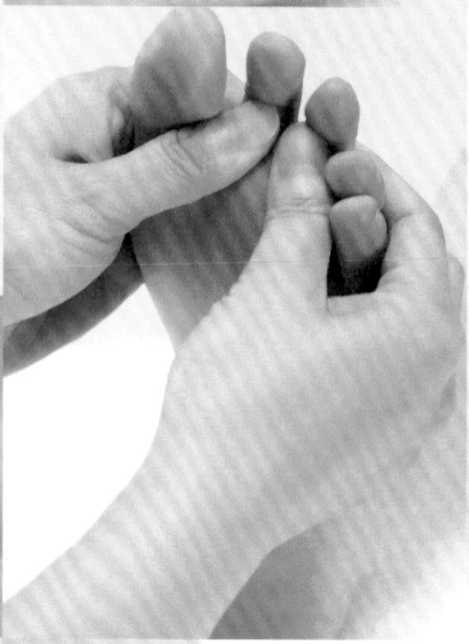
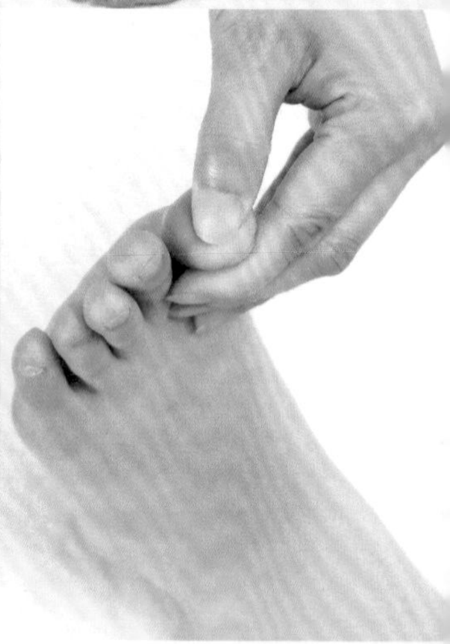
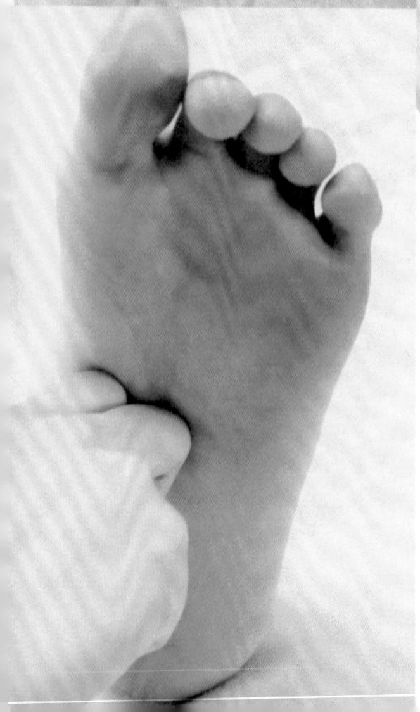
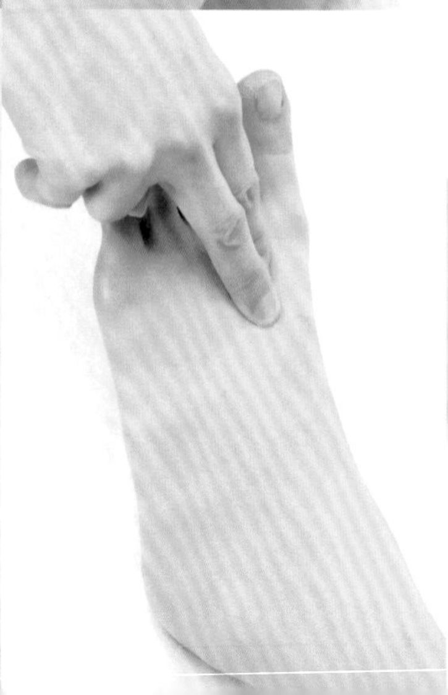

PART 2

你一定要知道的足部按摩常識

如果你以為足部按摩有多麼的遙不可及，那觀念就錯了。其實足部按摩可以保健身體，只要動手按一按腳部反射區，身體不適即能緩解，也因此足療可以幫助血液循環，調節身體系統，而究竟足部按摩常見的手法有哪些？又有哪些常用的工具呢？以下就讓我們來看一看。

足療知識

足部按摩的原理

幫助血液循環

心臟是人體最重要的器官，與血管組成血液循環系統，負責人體內氧氣與養分的輸送。隨著每次的心跳，血液就會將維持生命的氧氣、養分及各種激素輸送到身體各部位的器官，同時，血液還會將每一個組織中經由代謝作用所產生的廢物以及二氧化碳經由靜脈回流到心臟，然後再由肺部將二氧化碳排出。由此可知，血液循環對我們的身體健康來說有多麼地重要。

而我們的雙腳位於距離心臟最遠的部位，每走一步就承受身體重量好幾倍的壓力，一整天下來，雙腳所承受的壓力相當於好幾萬個人在我們的鞋子上踩一下所產生的壓力；加上地心引力的關係，稍

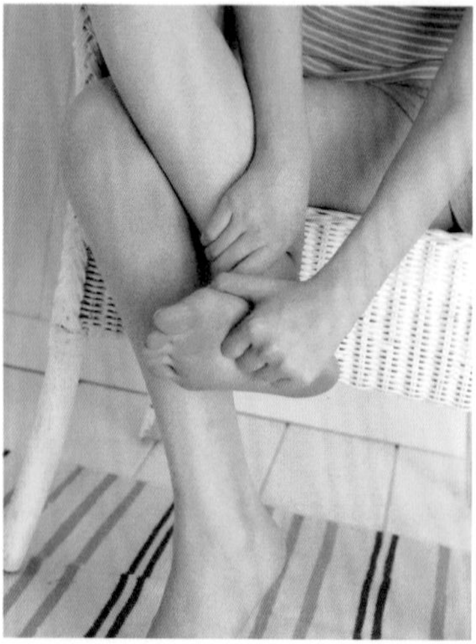

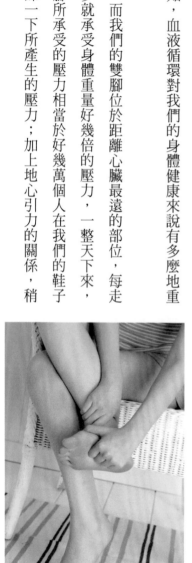

不注意就很容易出現下肢末梢神經循環障礙，導致靜脈回流不順暢，進而發生全身血流供應不足的現象。

而當血液循環不良的狀況發生時，可以導致身體的組織、器官功能下降，使得血液循環減慢，而且又因為重力作用，使身體新陳代謝所產生的廢物像是鈣鹽、乳酸等存積在足部，然後這些代謝廢物又使得末梢的循環更加惡化，形成了惡性循環。

因此，足部按摩可以使得血液流速以及流量增加，進而增強全身血液循環，加速體內代謝廢物的排出，讓血液中的氧氣與養分能夠更快速、有效地輸送到各個器官，使身體能夠健康地運轉。

調節神經系統

神經系統是身體的調節中樞，遍布在人體的每個部位，對於控制與調節身體活動方面有極其重要的作用。

神經組織複雜的生理功能都是透過反射動作來完成，反射是對外界刺激的一種反應。當人體某組織器官出現異常現象時，在足部所相對應的反射區內就會出現不同程度變化，如氣泡、沙粒狀、顆粒狀、條鎖狀、小結節等。

刺激、按摩這些反射區時就會產生非常明顯的壓痛感，這種痛感沿傳入神經向中樞神經進行傳導，經中樞神經協調，發生新的神經衝動，沿神經傳導到體內組織器官，引起一連串的神經體液的調節，激發人體的潛能，調節機體的免疫力和抗病功能，緩和體內失衡；同時也可以阻斷原有病理資訊的反射。

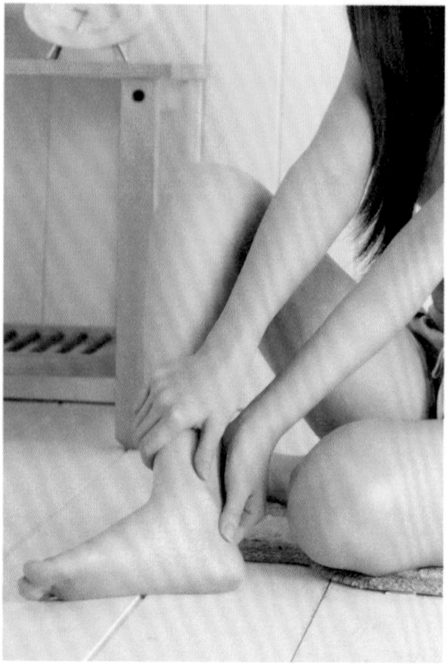

神經元就是這些活動的基礎，透過神經元的反射，使得身體的動作得以協調，也使器官的功能能夠即時地適應外在環境的變化。

如果患者大腦皮質內已形成一個病理興奮灶時，由足部反射區傳來的觸壓和痛覺衝動也會形成另一個興奮灶，隨著按摩時間的延長，這個興奮灶在疊加定律作用下會逐漸加強，並超過病理興奮灶，使之受到壓抑乃至完全消失，所以足部按摩可以有效地刺激、興奮及反射，使相對應的組織器官功能得到協調、改善，以及恢復。

疏通氣血經絡

經絡學說是中醫的主要理論根據，是傳統醫學的重要內容。五千年前中國《黃帝內經》的〈觀趾篇〉就記載有足部按摩使人健康的文獻。當代科學已經證明人體經絡是存在的。

經絡是一個「通道」，受阻人就會感到不舒服。經絡循行線是由人體各部位的穴點連接起來的，我們的雙足上有很多穴位，當我們按摩足部反射區時，就會刺激這些穴位，與血液循環和反射原理一樣，沿經絡循行線進行傳導。

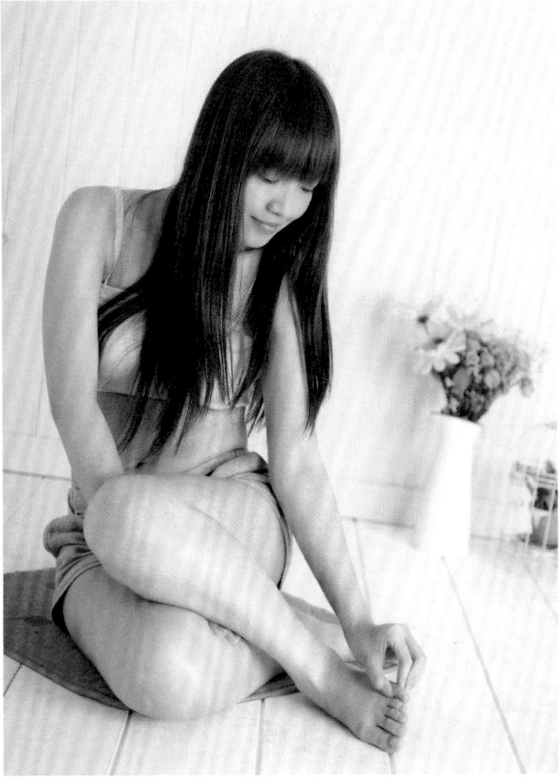

而人體的經絡具有聯繫臟腑和肢體的作用，不但負責運行氣血、調養生息，還要抗禦外在不良環境的侵

襲、保衛身體健康。

身體的五臟六腑需要氣血的養護來維持正常功能，生命活動也需要氣血經絡的傳輸才能遍布全身，也就是中醫常說的「行氣血而營陰陽」，藉著氣血的運行，使人體的臟腑及四肢得以保持協調和相對平衡。

人體的十二經脈中有六條經脈的足三陰經與足三陽經到達足部，在足部數十個穴位的功效大多與足反射區的位置是一致的，因此，透過足部按摩，可以疏通經絡、消除病痛，調節和恢復人體臟腑功能，使得失調、病變的臟腑得以修復和重整，達到身體健康。

生物全息論原理

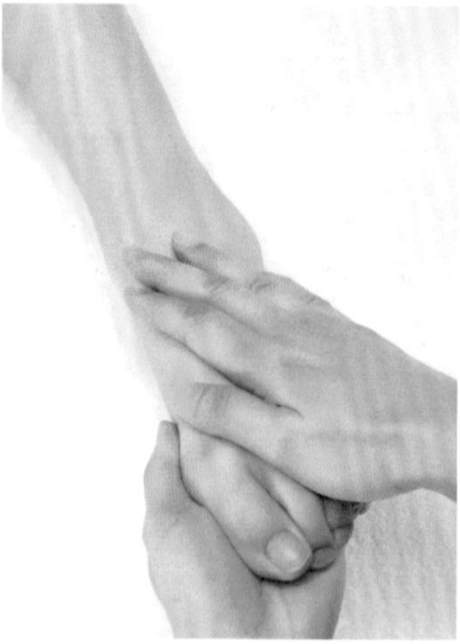

全息論是近代發展起來的科學。全息論學說實際上講的是整體與局部的關係。

例如：我們把一棵完整植物的枝條剪下來，插進土壤裡，它會生長出一棵與原來植物完全相同的一個新個體。動物的生長也一樣，牠們生長發育的後代也都像她們的「父母」。自然界的各種化學元素在人體內也都成比例的存在，從不同角度考察生物全息性都離不開自然界，因此自然界是生物全息學說的物質基礎。

人體足部比其他器官如手、耳、鼻、唇等面積都大，所包含的人體全部訊息量就多，而足部肌肉也相對較厚，毛細血管密集，神經末梢豐富，結構複雜，遠離心臟，是血液循環最弱的部位，因此對足部的按摩優越於其他器官，這是一種最佳的選擇。

每一個有獨立功能的局部器官，我們叫它「全息胚」，在足部全息胚中也有人體的整體資訊，這些資訊我們叫它反射區，這些反射區具有與人體器官相對應的特點，它們之間的生物特性相似程度較大，當人體某器官發生生理變化時，足部反射區會首先做出反應，提示我們做好預防與治病的準備。

足部按摩法是以生物全息反射和中醫經絡為主的邊緣科學，它與全身按摩的區別在於手法上、部位上、機理上有明顯不同的特點，而且安全可靠。

總而言之，當我們對足部反射區進行刺激、按摩時，這些原理是同時統一的發揮作用，而不是各自獨立的發揮其效能，所以足部反射區按摩就會顯示出非常驚人的保健作用。

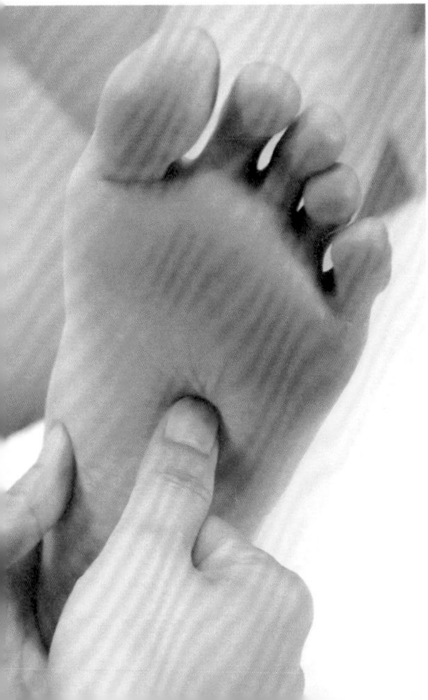

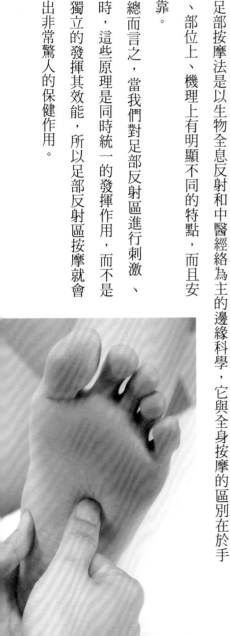

足療知識

足部按摩的功效

調整生物資訊、改變系統內能

當人體臟器發生病變時，生理系統會發生紊亂，從而出現病變，而某一系統的病變也必然引起該系統功能的異常。生物資訊的改變通常可以影響到整個系統，甚至是全身的機能平衡。而足部按摩治療法就是利用各種刺激和能量的傳遞形式，作用在腳的特定部位，對失常的生物資訊加以調整，從而達到對失常臟器的調整。

舒筋活絡、消腫止痛、增強免疫

足部療法可促進身體血液、神經管道順暢，增進氣血的循環，以維持或恢復體內各個生理系統間的聯繫，活血化瘀、促進損傷的修補，提高抗病能力。中

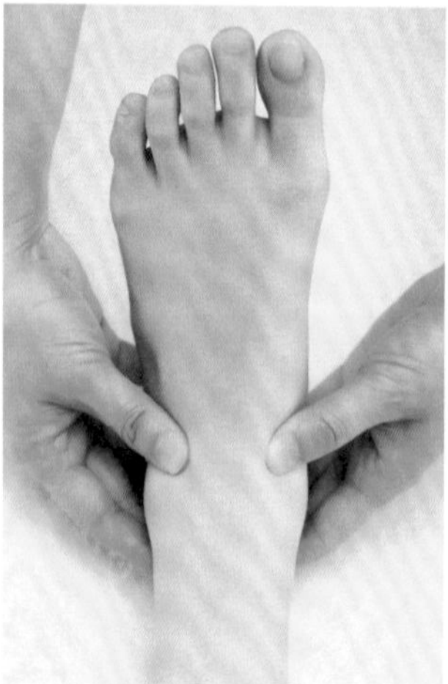

醫認為「不通則痛」，所以依這一原理，按摩使達到促進局部血液和淋巴的循環，加速局部淤血的吸收，改善局部組織代謝，理順筋絡，進而使氣血通暢，從而發揮舒筋活絡、消腫止痛的作用。

散寒除痺、調和氣血

《素問・痺論》認為「風寒濕三氣雜至，合而為痺也。其風氣盛者為行痺，寒氣盛者為痛痺，濕氣盛者為著痺也。……痺在於骨則重，在於脈則血凝而不流，在於筋則屈不伸，在於肉則不仁，在於皮則寒。」因而按摩具有

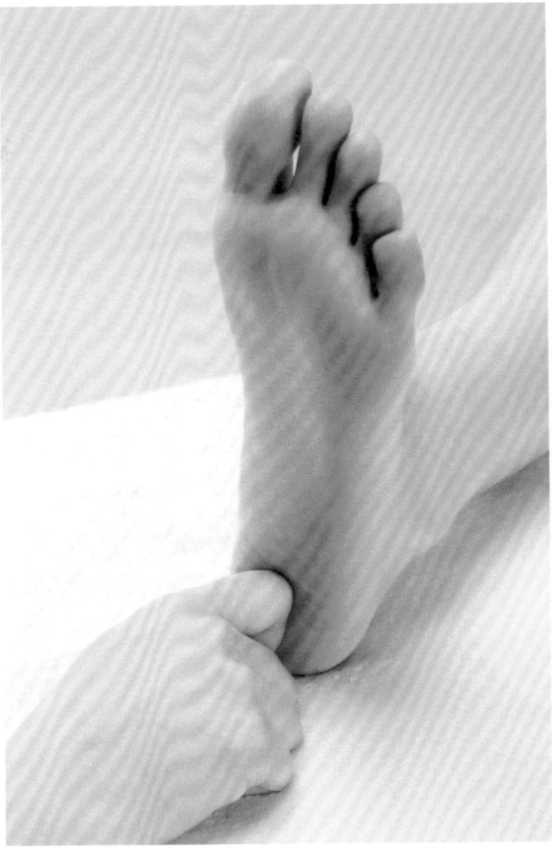

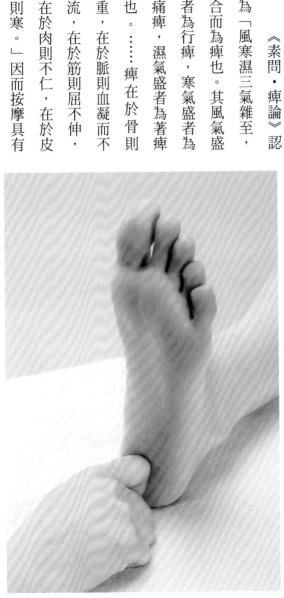

舒筋通絡、利關節、和血脈而除痺痛的作用。

安神、寧氣

足部按摩可以調整已經紊亂的生理功能，或加強原有的生理功能，以防止新的紊亂現象發生，對各系統有調節作用，使氣定神寧，達到止痛、安神的功效。

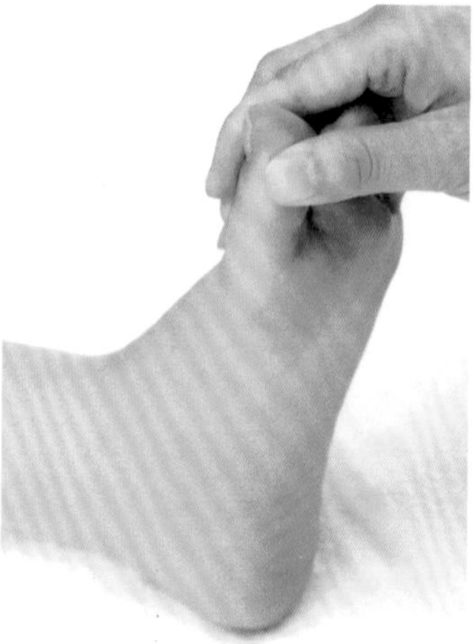

養顏美容

足部按摩使血流量、肺的通氣量和耗氧量增加，促進器官組織的代謝過程和活動能力，排除體內的廢物毒素，活化細胞，增強抵抗力，加速受損細胞的修復功能，只有內臟功能正常，人體的臉色才會紅潤有光澤。

發現疾病

早在《黃帝內經》中就論述了足部保健養生的理論原則。千百年前，我們的祖先就使用足部按摩的方法來達到治病和保健的目的。「按摩前，先消炎止癢、除臭止汗、軟化角質使血管舒張，隨後進行按摩，能使血液循環更理想。」

足部按摩是對足部表面施加壓力，影響全身，調節身體各器官的功能，緩解臟腑病變。

由於足部按摩可增強肌肉等組織的張力，加快肌體的代謝，將致炎、致痛等代謝產物及其他有害物質迅速通過排泄系統排出體外，達到消炎、消腫的目的。此外，足部按摩可調節紊亂的神經功能，有鎮靜作用；可抑制交感神經的興奮性，降血壓，還可提高迷走神經的興奮性，按摩、刺激足部各腺體反射區，可調節各類激素的分泌能力，刺激腺體反射區分泌功能，增強身體抗禦疾病的能力，對各種過敏性的病變、支氣管哮喘、風濕病、皮膚病均有顯著療效。

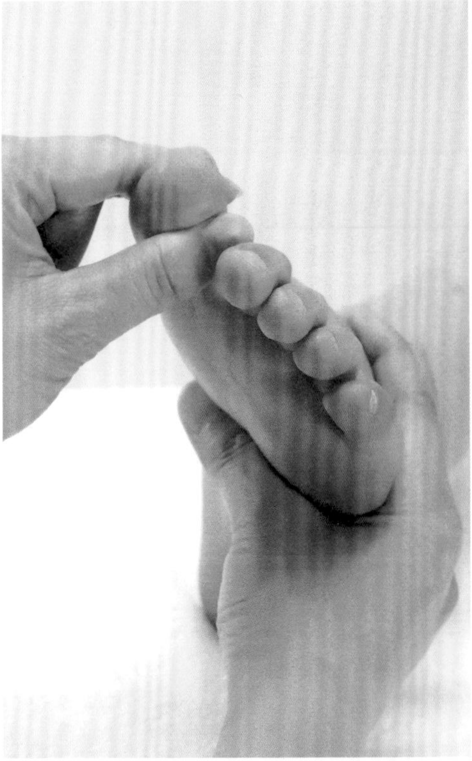

什麼人不適宜做足部按摩？

足部按摩，已經成為一個時尚的代名詞，人人都想要去試試足部按摩，但並不是每個人都適合做足底按摩的，也不是每種疾病都可以適合按摩的，以下這六類人最好不要做足部按摩。

①月經期的婦女

因為足部按摩可能會刺激到婦女的生殖腺反射區，從而影響健康。

②患有各種嚴重出血病者

如咯血、吐血、便血、腦出血、胃出血、子宮出血及其他內臟出血等，在進行足部按摩時，可能會導致局部組織內出血。

③腎衰竭、心力衰竭、心肌梗塞、肝壞死等各種重病者

由於病情很不穩定，對足部反射區的刺激可能會引起強烈反應，使病情複雜化，如嚴重的心臟病、高血壓、腎功能衰竭等疾病，都應避免。

④一些急性的傳染病、急性中毒、外科急症者

如骨折、燒傷、穿孔、大出血等，都不應做足部按摩。

⑤正處於大怒、大悲、大喜或精神緊張者

⑥足部有外傷、水皰、疥瘡、發炎、化膿、潰瘍、水腫及較重的靜脈曲張的患者

患有急性損傷、局部水腫、局部炎症、開放型損傷（如骨折、破損）等，也不要輕易嘗試。

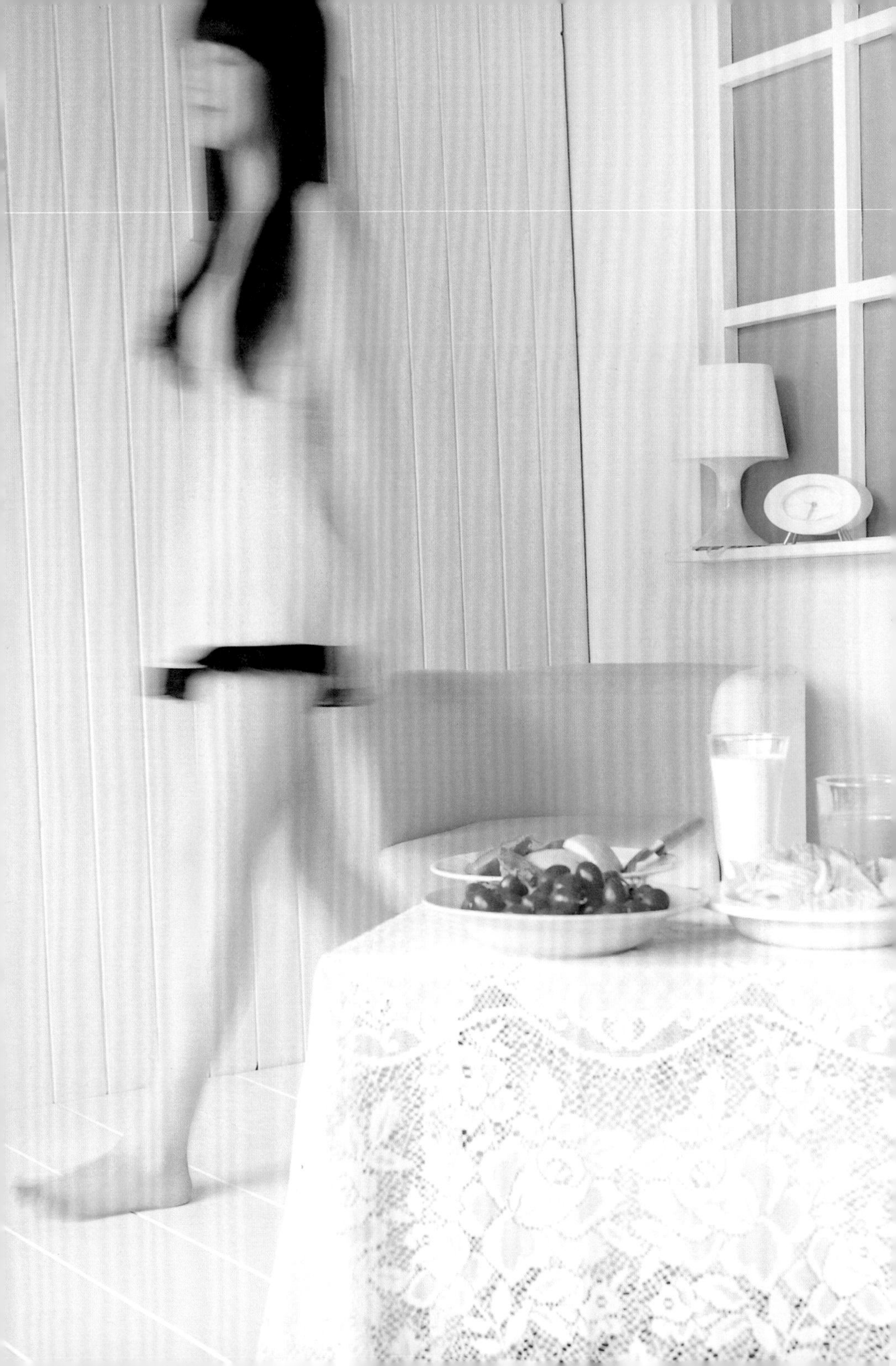

足療知識

按摩常用手法

點法

彎屈食指以食指指間關節等部位點壓作用於穴位。點法的接觸面較小，因此力度較強、刺激量也較大。操作這種技法時要點壓準確有力。

按法

能放鬆肌肉、疏通筋脈。原理是以拇指指腹垂直平壓體表，一般多適用於足部較開闊部位的穴位，有深度地按壓，不為骨骼所阻礙，施力應由輕而重，有時常與揉法共同運用。

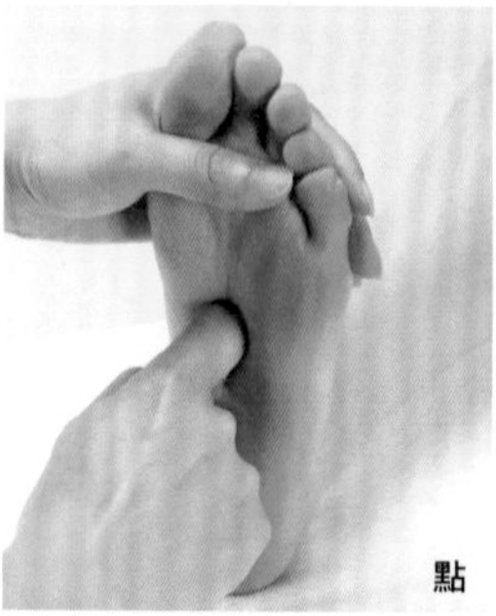
點

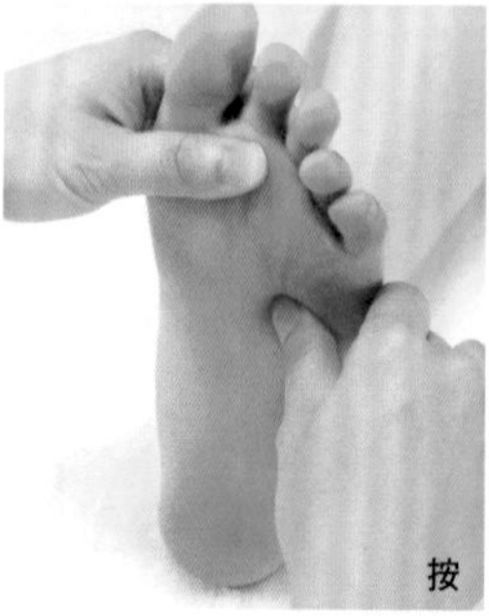
按

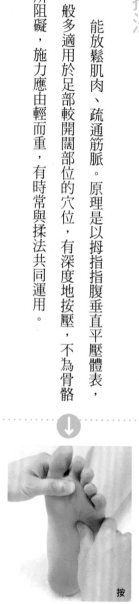

揉法

指揉是放鬆腕部，以肘部為支點，擺動前臂帶動腕部和掌指作輕柔、緩和的擺動和旋轉，使力量透過指尖達到作用部位，以手指指腹定於一定穴區上揉壓。另外，掌揉則以手掌定於穴區上。

掐法

以手指頂端指甲邊緣重刺激穴位，一般來說通常用拇指頂端或是橈骨側甲緣施力，也可以以拇指與其餘各指頂端甲緣相對夾持穴區施力，作用時間短，掐後要輕揉。掐法屬於強刺激手法，掐時需要逐漸加力，直至於引起強反應為止，但要注意的是指甲不要太長，不要掐破皮膚，損害了皮膚及皮下組織。

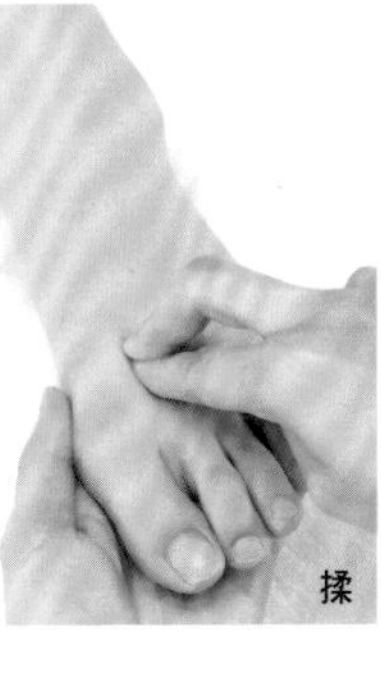
揉

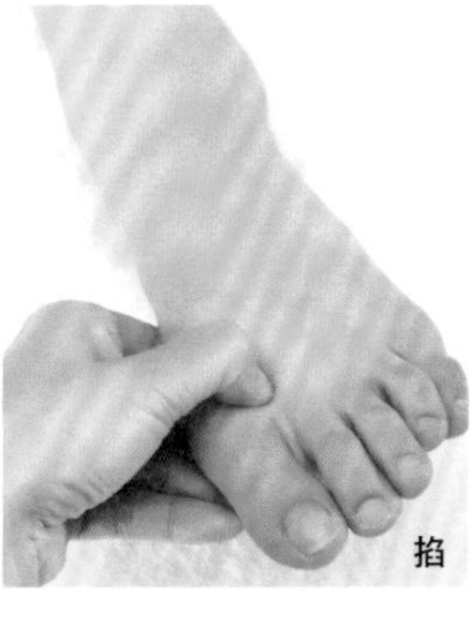
掐

捻法

以拇指以及食指指腹面夾住一定部位，例如手指或是腳趾，兩指相對作搓揉的動作，動作要靈活、節奏不可忽快忽慢，並且持續一定的時間。捻法強調的是頻率和作用的部位，而且要輕柔不滯。

搖法

搖法多應用於腳趾、踝關節等部位，有增強、保持關節靈活，防衰老、抗病的功效，實行搖法之前，建議先放鬆肌肉，在進行按法及捻法之後，再施行搖法。搖法的方式是以手使腳趾及腳踝等關節做被動、均勻的環轉運動，這種技法也稱為搖轉法。施行搖法的時候，動作要和緩、穩定，搖動的範圍也要在身體正常的活動範圍，由小到大、從快而慢，然後再慢慢擴大範圍、加快頻率。搖動時應該要以圓滑的動作為主，不可大力搖動關節或是突然單向加重力量，以免造成脫臼。

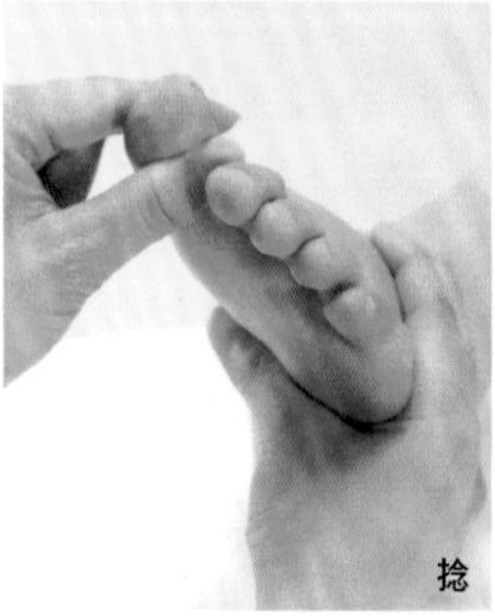
捻

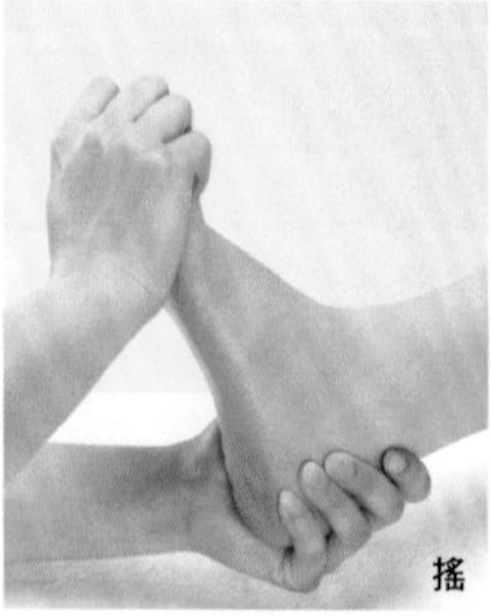
搖

叩法

叩法以腕部為支點，要注意用力均勻，適用於足部各個反射區和穴位。常用的叩法有「撮指叩法」和「指叩法」。「撮指叩法」的作法是手微屈、五指端捏在一起，用腕部彈力上下動作施行點叩法。「指叩法」是拇指、食指指腹相對，中指指腹放在食指指甲上，三指合併捏緊，食指端突出，然後用腕力上下動作施行點叩法。

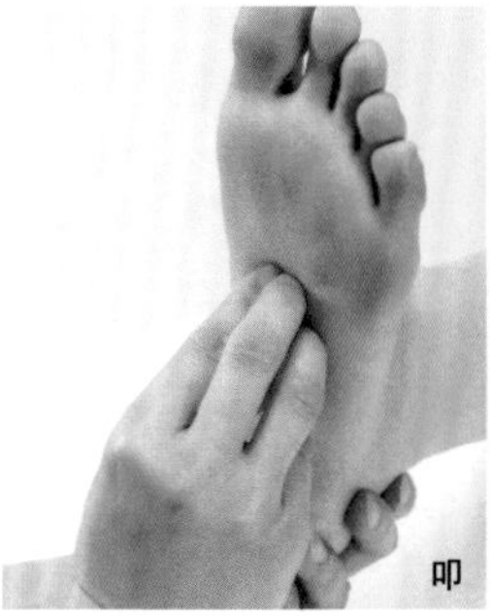

按摩方法注意事項

①按摩的節奏要根據情況，具體問題具體分析。患者體質虛者，節奏要慢；實者節奏要快。虛為體質弱，一般狀態差；實為體質強，一般狀態好。

②按摩時的用力大小一般虛者體質用力要輕，實者體質用力要重。

③按摩時對足部反射區刺激的程度可分為輕刺激、重刺激兩種。每次按摩操作時，開始要輕刺激，治療中間要重刺激，按摩結束前要用輕刺激。隨著治療的深入，患者耐受力的提高，治療的刺激量要加大。

④每個反射區治療的時間，應因人、因反射區不同而有不同的方式。一般來說，按壓的時間約為五十秒、三十秒、二十秒，但也不是絕對不變。重點穴位區要重點按壓，時間要長，以此類推。

⑤患有骨關節結核、骨髓炎、老年性骨質疏鬆症的骨病患者，以及患有嚴重心、腦、肺疾患的患者並不適宜進行足部按摩。

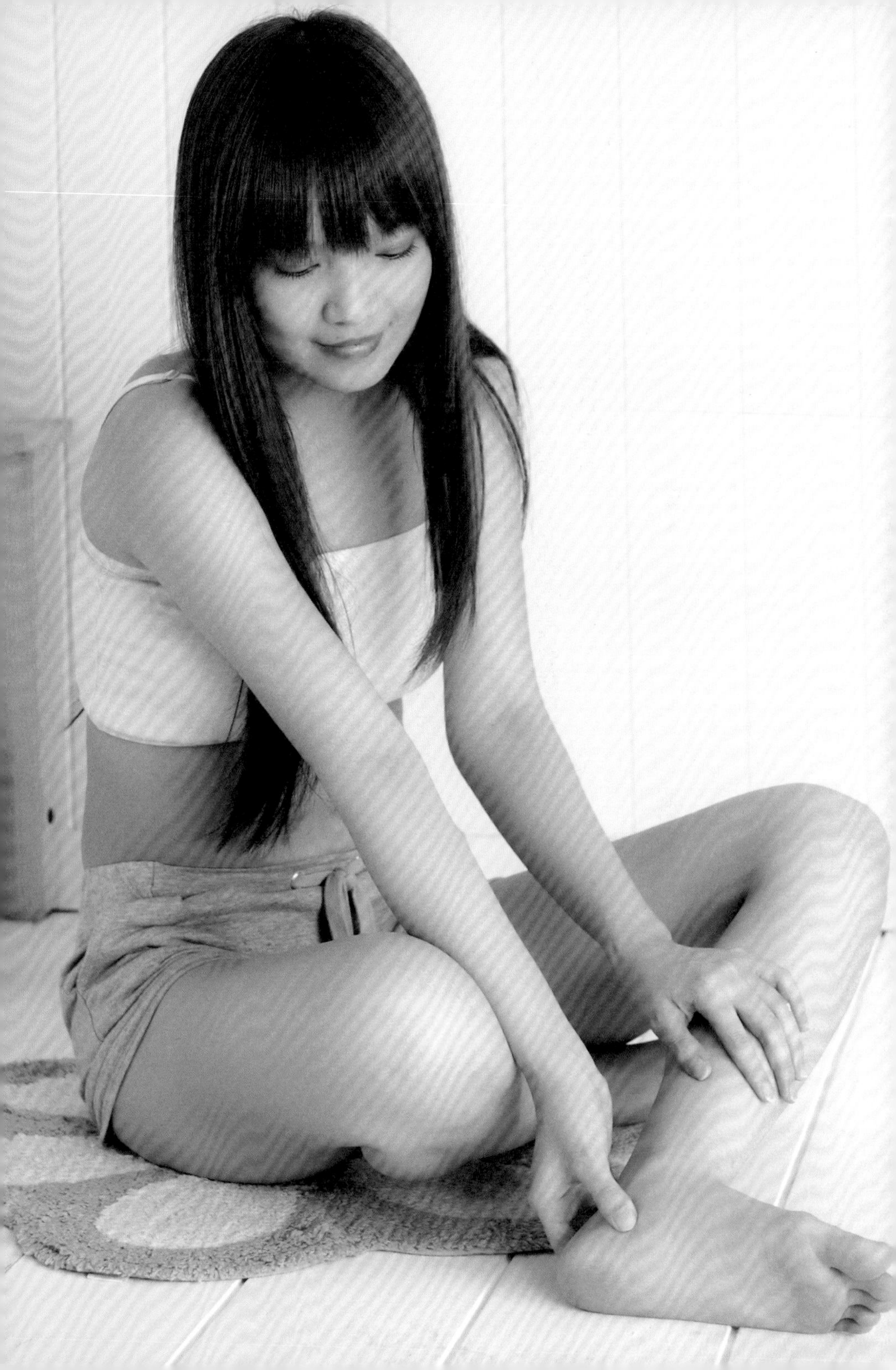

足療知識

足部按摩手法

拇食指鉗壓法

以拇指及食指第一節指指腹鉗住腳趾上下兩端，施力於足部反射區上，常見有大腦反射區、鼻反射區等。

拇指點壓法

以拇指指端作用在足部反射區上施力，以點的壓按按摩反射區，由輕至重，力道漸強，是最常見的足部按摩法。

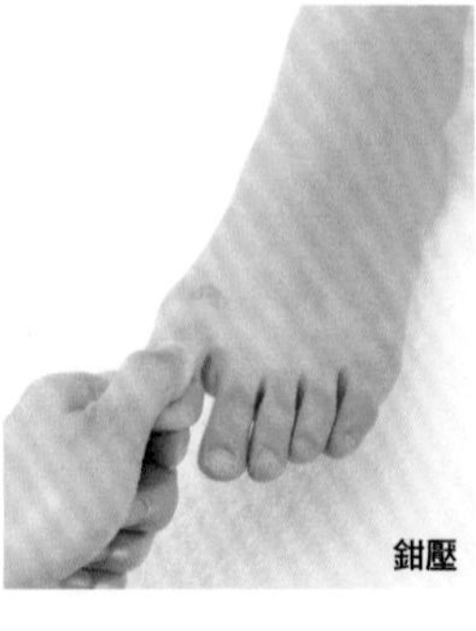

鉗壓

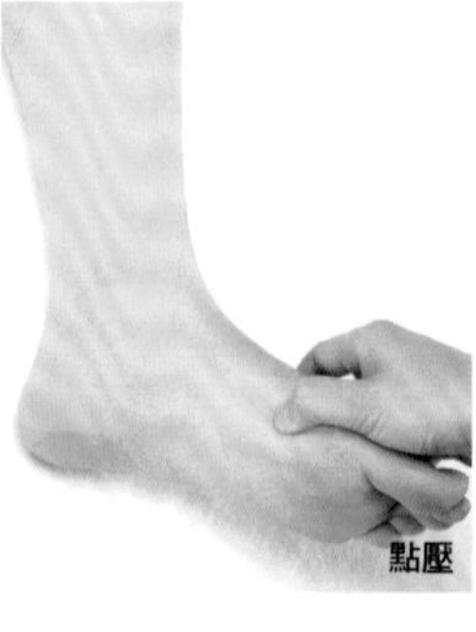

點壓

食指刮壓法

彎曲食指，以食指平貼足面，另一手扶足背，以彎曲食指指腹施力刮壓足部反射區，由輕至重，逐漸加重力道，常見有頸椎反射區、前列腺、子宮反射區等。

雙拇指推按法

以兩手拇指施力於足部反射區上，以手指指腹力量推按，達到血液流通，常見有上身淋巴反射區，及下身淋巴反射區等。

中食指壓揉法

中指與食指併攏，以第一指指腹施力於足部反射區上，揉按足部反射區，常見的有內耳迷路反射區，及上、下身淋巴反射區等。

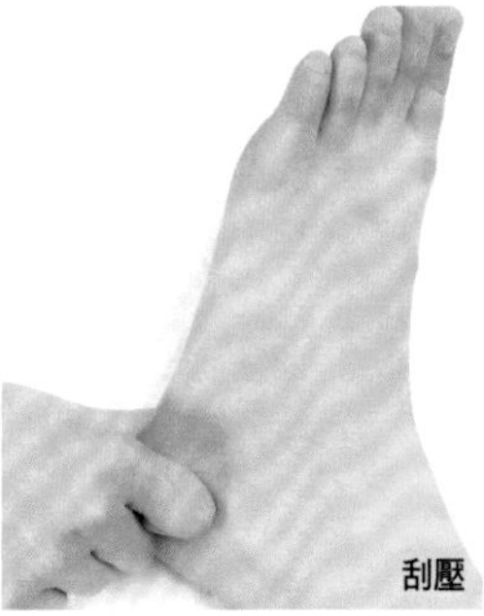
刮壓

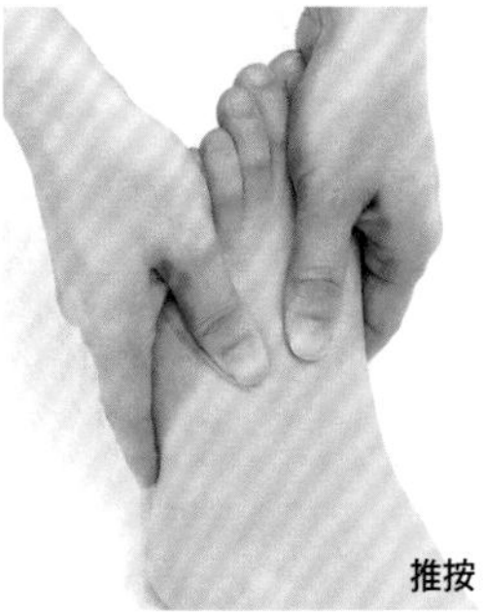
推按

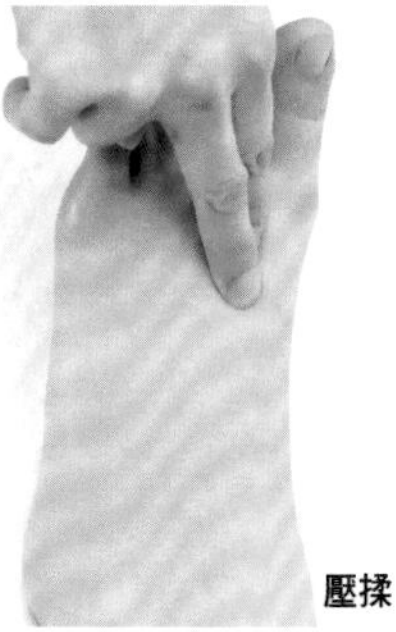
壓揉

食指橫按法

彎曲食指，其餘手指呈握拳狀，以食指第二節指腹施力於足部反射區上進行按壓，常見有肺及支氣管反射區、斜方肌反射區等。

中食指扣拳法

以食指與中指彎曲，其餘指握拳，以食指與中指第二節關節施力於足部反射區上按壓，常見的有胃部反射區、生殖腺反射區。

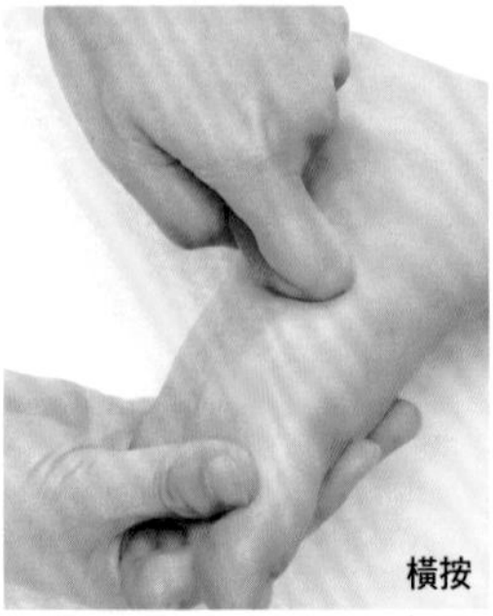

橫按

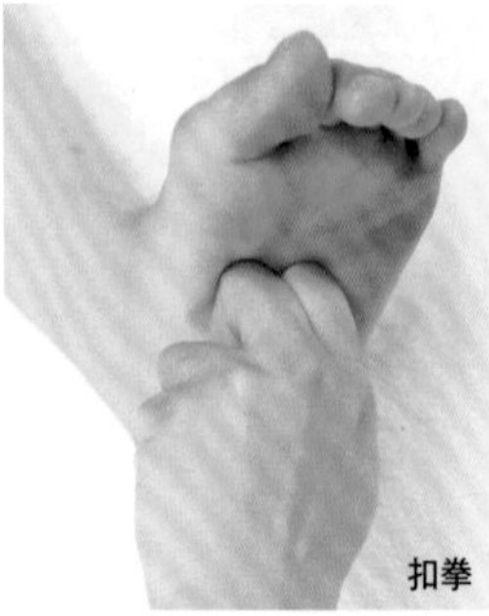

扣拳

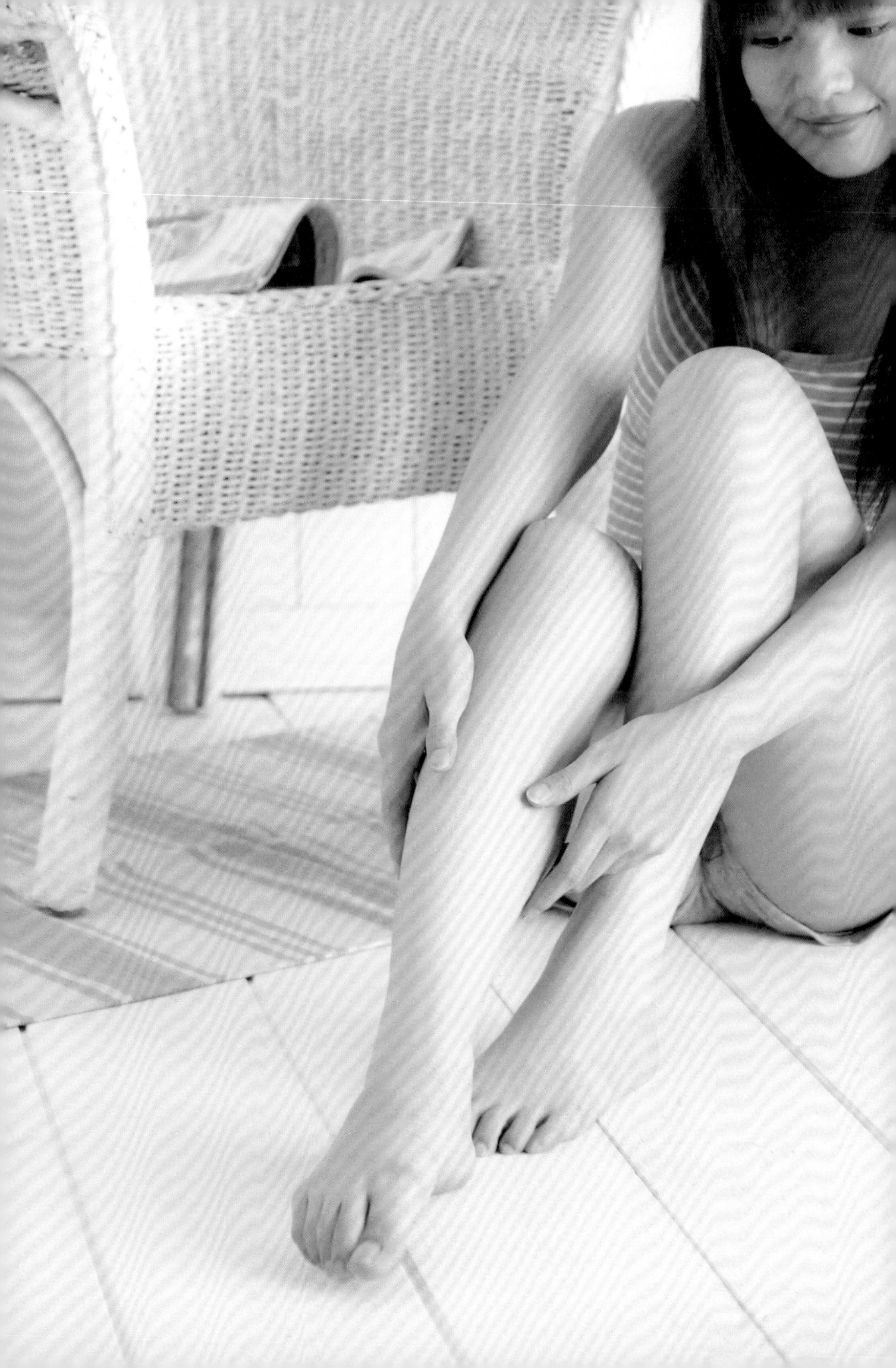

足療知識

常用工具

按摩錘

按摩錘是個地攤上就能買到的廉價保健用品，別看它不起眼，做自我按摩時，在身體的某些部位的使用上，它可是比電動按摩錘好用得多。

通常，在穴位較深、肌肉較多，以及後背等伸手不及的部位，使用這個按摩錘就會大顯神威。

就拿敲打膽經來說，膽經上的環跳穴，這個穴的位置在臀部，臀部是肌肉最豐厚的部位，而環跳穴的穴位很深，以空拳捶擊，其刺激只在表層，刺激達不到穴位深層，所以效果並不理想，觸感也並不強烈。而為了加大力度，常會使用肘關節，以整

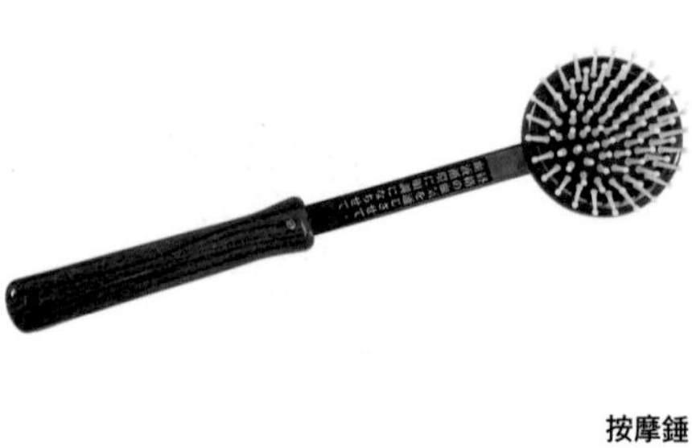

按摩錘

個上身的力量作用於該穴。

可是自我按摩，就不可能使用肘關節這種強力度的刺激，但是你使用這種按摩錘，問題就迎刃而解了。

另外，做自我按摩時，以按摩錘敲打小腿、小腿後側和大腿後側時極為方便，由於它的力度和易操作性，讓不易按摩到的深層次穴位得到有效刺激，使按摩更全面、更有效。

按摩板

按摩板是一種不用電動、便於攜帶、使用方便的簡便按摩工具。它是以多邊形、圓形為基板，在多邊形板的周邊加工對人體穴位有效的形狀，如按壓牙、凹弧邊、直邊和弧角，通過按、壓、推、揉、擦、刮等手法進行按摩。體積小，手法簡單易學，尤其適合中老年人自我按摩和治療。

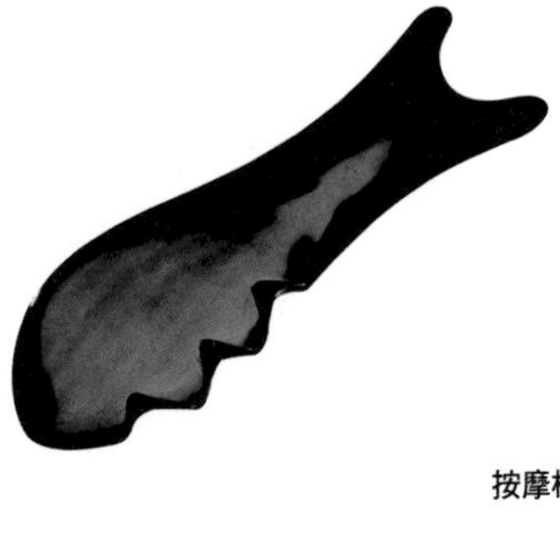
按摩板

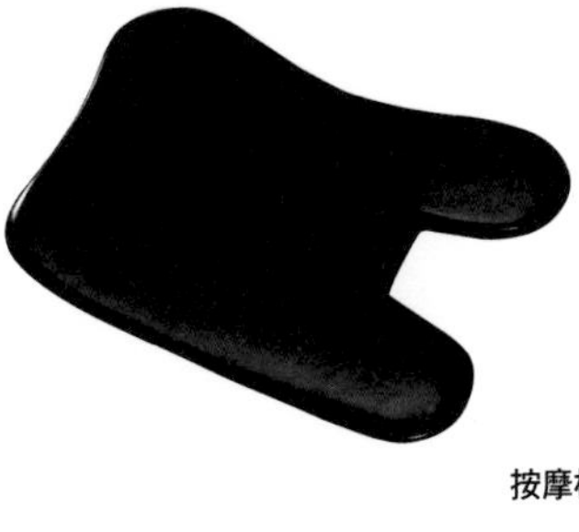
按摩板

足部滾輪器

足部滾輪器是在一個長方形框架上開一個長方形孔，然後在長方形孔上安裝多根裝滿了尖頂或圓弧頂滾輪的滾輪軸。可對不同長度、不同寬度、不同足骨凸起高度、不同足面斜度的人足進行全方位的、滾輪式的、彈性力的人性化按摩，效果極佳。

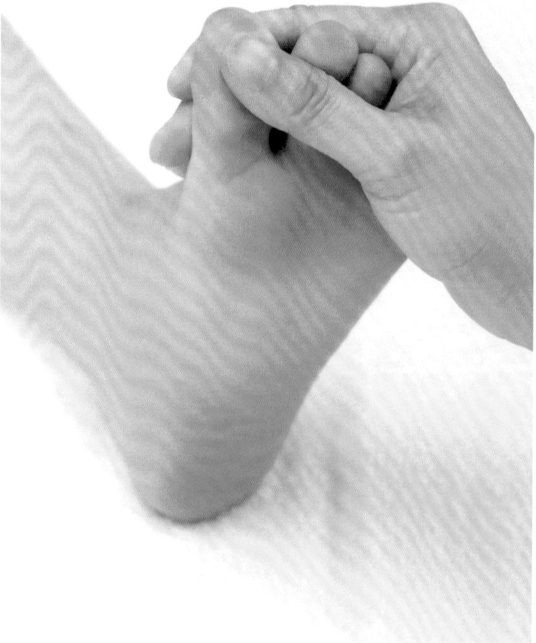

足療知識

按摩前非知不可的事

從左腳到右腳開始按摩

進行足部按摩時，請先按摩左腳，接著以同樣的順序按摩右腳。

本書是以左腳為基準進行介紹。首先，按摩左腳的心臟反射區以促進血液循環。為提高效果，在進行全面按摩前預先進行反射區的按摩，叫做基本反射區。屬於基本反射區的是處在雙腳相同部位的腎臟、輸尿管、膀胱、尿道反射區等。依次按照腎臟↓輸尿管↓膀胱↓尿道等順序進行按摩。

飯後一小時之內不做按摩

在慢性消化不良的情況下，為促進消化可於飯後三十分鐘後進行按摩，除此之外最好飯後一小時之後

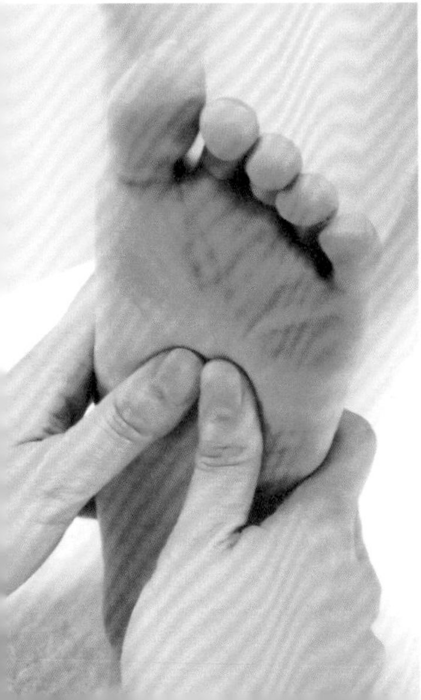

再進行按摩。這是為了避免足部按摩的效果都用在食物的消化上。如果飯前要做足部按摩，最好按摩完三十分鐘以後再進食。

洗澡和洗腳後按摩效果更佳

按摩之前洗澡或以二十分鐘左右洗腳可以促進血液循環，使足部肌肉柔和，按摩效果更佳。

一個部位不超過五分鐘

不熟悉按摩時以大力按住腳腕會腫脹或發癢。一開始不能用大力，先輕輕地按住一個部位四至五秒鐘。最重要的是按住一個部位不能超過五分鐘，需要反覆做，但不要長時間按同一個部位。

有重傷或發高燒及術後不宜進行

進行按摩會提高體溫或引發其他症狀，所以受重傷或發高燒時要禁止。而且術後不宜，應以傷口癒合後，為促進身體恢復方可進行按摩。

懷孕初期不能進行

懷孕初期不宜進行按摩，應至懷孕中期時再開始按摩。按摩時對腳後跟和跟腱部位要輕輕揉按。適當的足部按摩可以預防妊娠中毒、妊娠性糖尿病、妊娠性靜脈瘤等疾病。

生理期經血量多者不宜進行

平時生理經血量多者於生理期間或生理期中進行足部按摩會造成經量量變得更多。但是對於生理不調、生理痛、經量少的人，在生理期做稍微的按摩是有好處的。

按摩時穿著輕便的衣服，不戴飾品

為了助於血液循環，盡可能地穿輕便的衣服，不要把腰帶紮得太緊。把耳環、項鍊、手錶、戒指、髮卡等裝飾品全部摘下，在地上鋪毯子進行按摩會更加

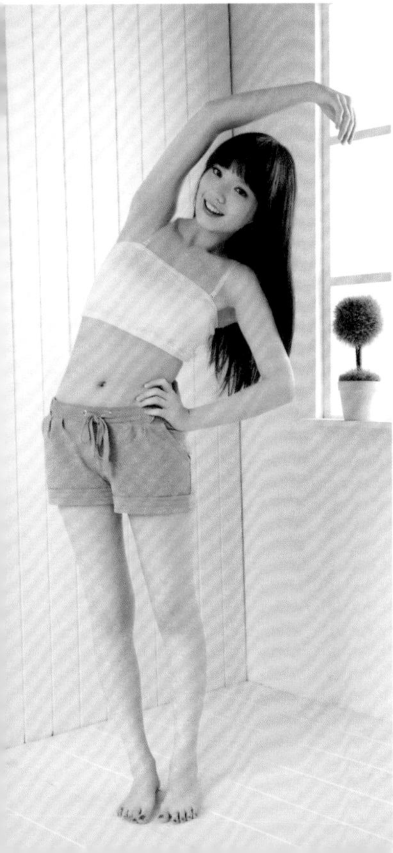

有效。在按摩過程中由於肌肉放鬆有可能致使體溫下降，所以準備好保溫的小被子、毯子等物品。

按摩後不宜喝酒、抽菸

在體內代謝出的廢物、毒素排出的過程中，吸菸或飲酒會妨礙毒素的排出。此外也不建議喝咖啡、可樂或含有咖啡因的茶。

按摩結束三十分鐘內宜喝溫開水

在血液循環旺盛時喝水會使得血液濃度下降、血液流動加快。相應的在腎臟淨化血液的過程中，很好地把血液中的廢物清除。

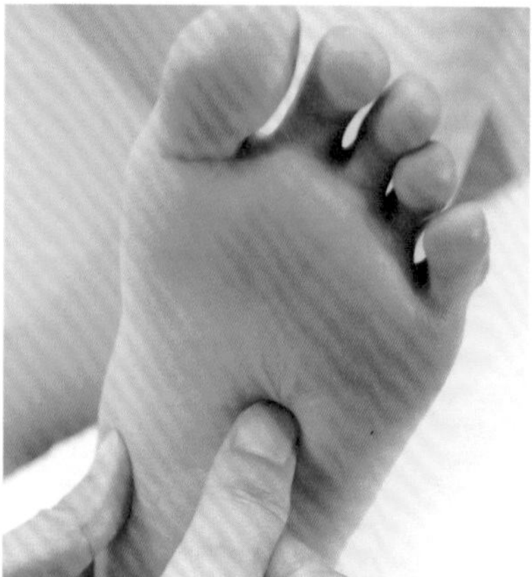

按摩前注意事項

足部按摩雖然安全有效、方便實用，但仍需對症而治，不可濫用，否則可能會產生不良反應或副作用，所以實際應用時應予以注意，具體注意事項如下：

①按摩前需準備毛巾或浴巾一條、凡士林油一小瓶、按摩棒一支。按摩前應剪短指甲，以免刮傷患者皮膚。按摩時應在選定部位塗抹少量凡士林油，以潤滑皮膚，防止擦傷。

②按摩時患者應先用熱水洗腳，然後全身放鬆、情緒，安定地仰臥床上，下肢伸直。

③每次按摩結束都力求達到使被按摩者感到口渴，按摩結束後讓被按摩者飲用溫開水五百毫升左右，以利排毒。

④足部有外傷、瘡癤、膿腫時，按摩時應避開患處。可在另一隻腳的相同部位或同側手的對應部位進行按摩。

⑤有些患者在接受按摩治療後可能出現低燒、發冷、疲倦、腹瀉等全身不適症狀，或使原有的症狀加重，這是按摩後出現的一種正常反應，可繼續堅持治療，數日後症狀自然消失。

⑥長期接受足部按摩，雙腳痛覺遲鈍是常有的現象。此時，以藥水浸泡雙腳半小時，痛覺敏感度會增強，治療效果會有明顯提高。

⑦按摩時應避開骨骼突起處，以免擠傷骨膜，造成不必要的不舒服。

⑧空腹或飯後一小時內，不要進行按摩治療。

⑨老人骨骼較脆，關節僵硬，小孩皮薄肉嫩，骨骼柔細，在按摩時均不可用力過度，以免造成損傷，以指腹施力為宜。

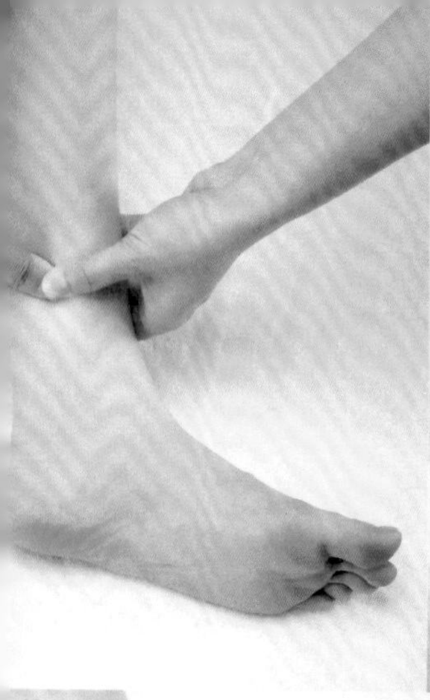
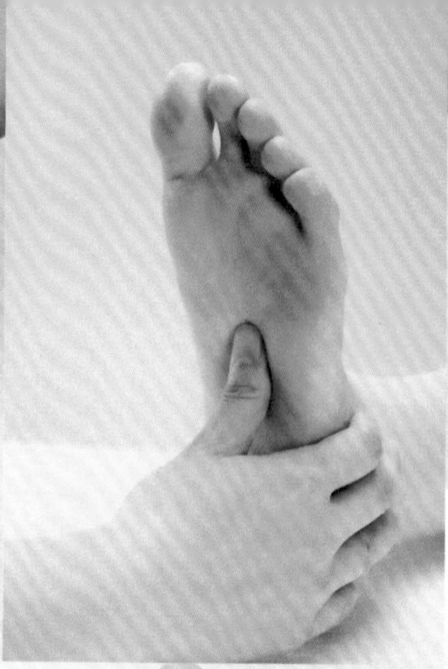
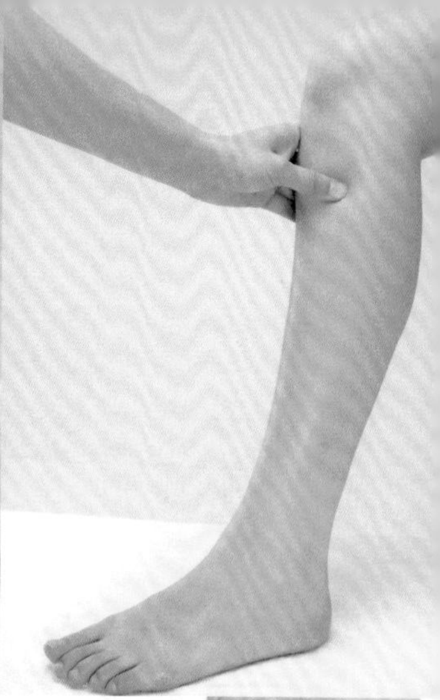
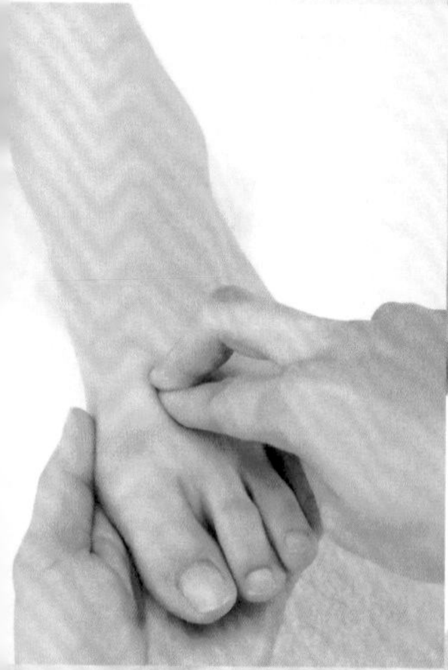
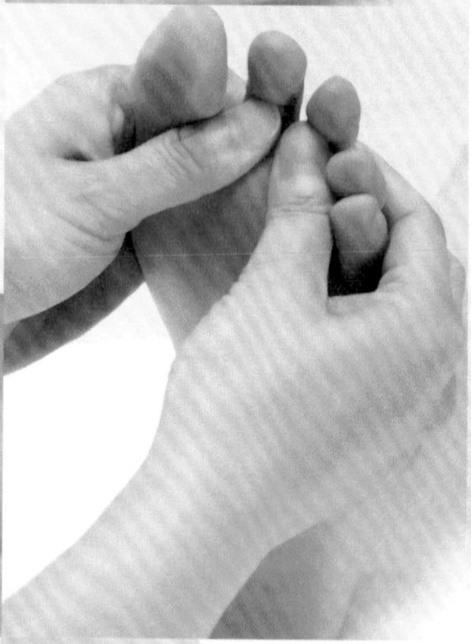
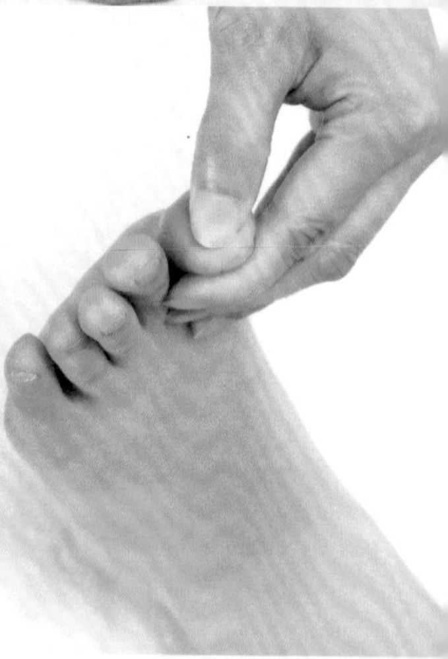
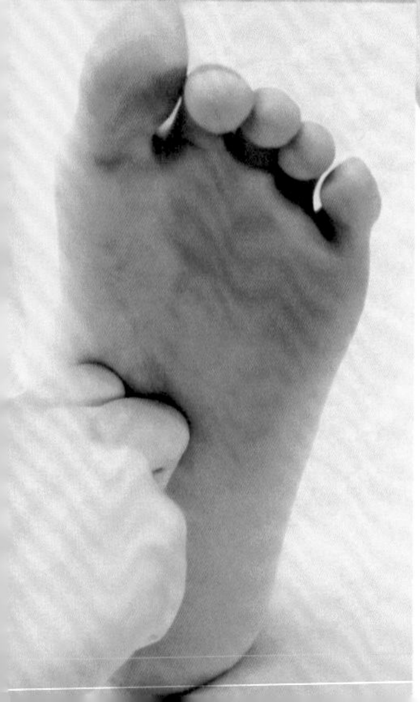
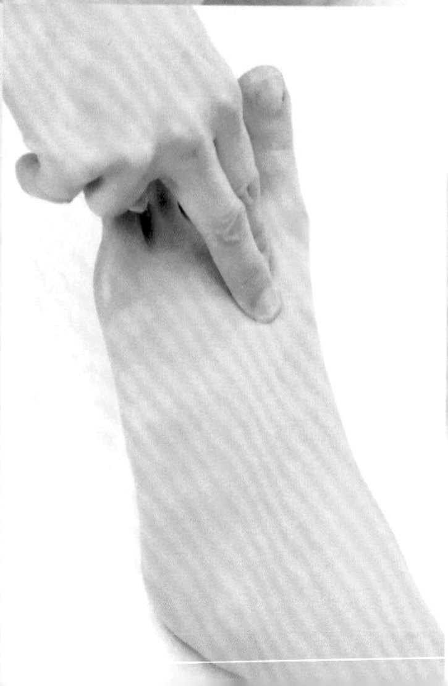
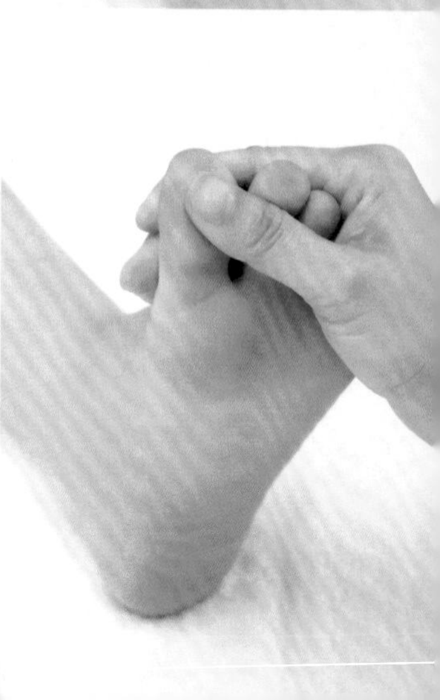

PART 3

身體保健按摩DIY

足部按摩能緩解一些疾病，但以功能性異常為主。比如便祕，並不是摸出腳底的所謂便祕點，而是透過臨床診斷後，再進行足部治療的，而且個體差異很大，什麼病都能治是不切實際的說法，目前醫學界還沒有任何療法有這種效果。基本上，我們還是站在日常保健的立場，希望藉由足部按摩或足浴，能夠達到全身血液循環流通，保健身體的作用。

腳下反射區

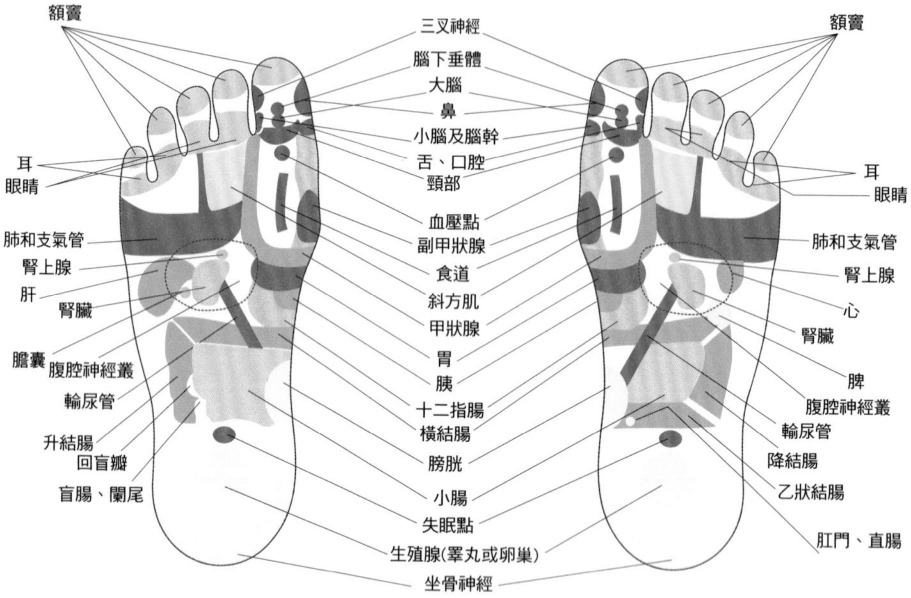

足部側面反射區

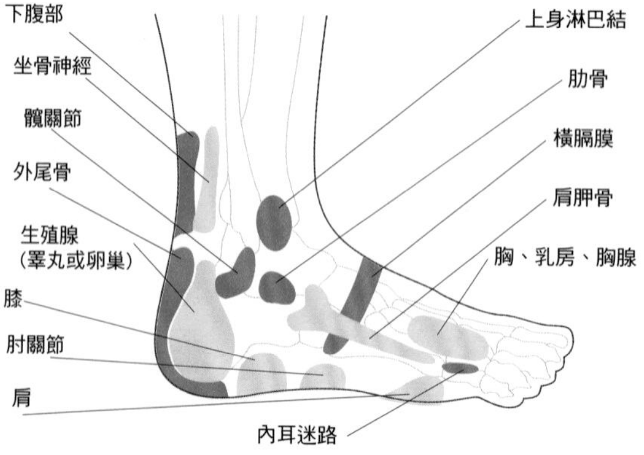

腳背反射區

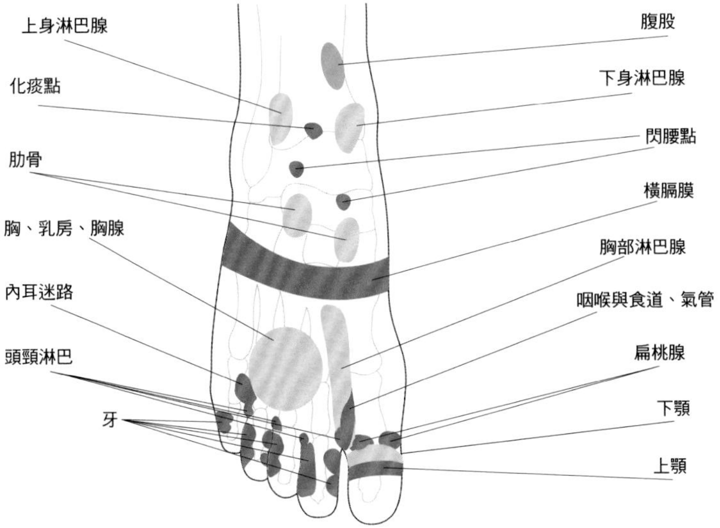
上身淋巴腺
化痰點
肋骨
胸、乳房、胸腺
內耳迷路
頭頸淋巴
牙
腹股
下身淋巴腺
閃腰點
橫膈膜
胸部淋巴腺
咽喉與食道、氣管
扁桃腺
下顎
上顎

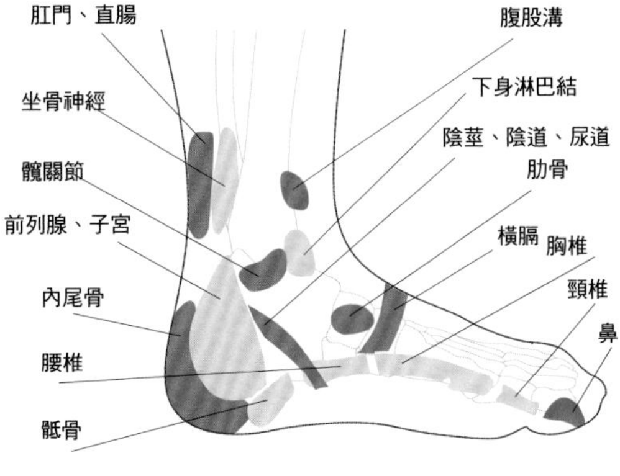
肛門、直腸
坐骨神經
髖關節
前列腺、子宮
內尾骨
腰椎
骶骨
腹股溝
下身淋巴結
陰莖、陰道、尿道
肋骨
橫膈
胸椎
頸椎
鼻

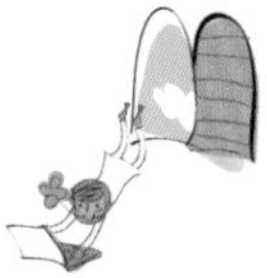

感冒

感冒是春、冬季節交替時常見的疾病，一般的流行性感冒是因為病毒感染所致，或是因為過度疲勞、睡眠不足、體力消耗引起，症狀通常是流鼻水、頭痛、鼻塞、打噴嚏、發燒及喉嚨痛；如果是抵抗力較弱者，還會引起肺炎等併發症。

按摩部位

按摩以厲兌、隱白、公孫、足通谷、申脈穴等穴位。若以反射區來說，則是額竇、腎上腺、腹腔神經叢，以及上身淋巴腺反射區為主。

注·意·事·項

1.施行足部按摩之後，需要喝500cc的白開水。

2.感冒時要注意保暖，避免直接吹風。

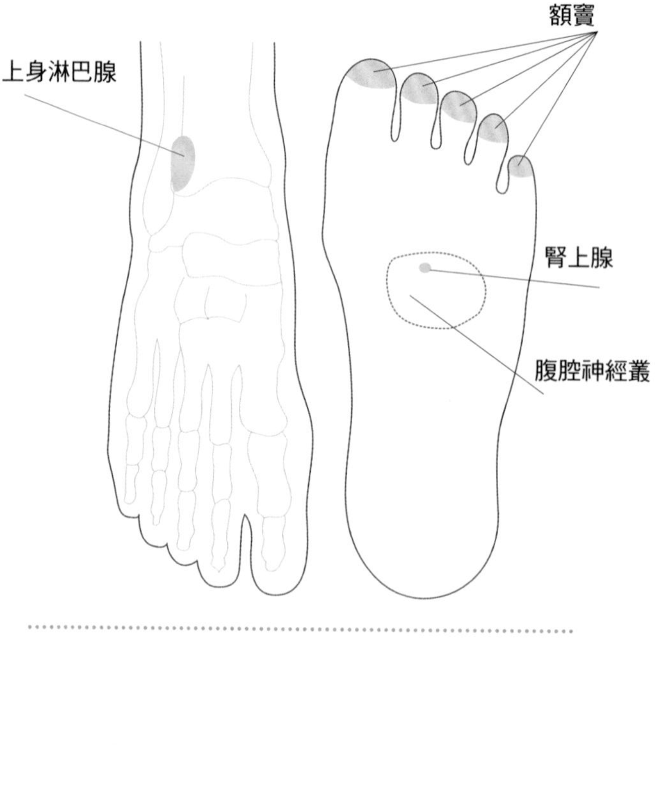

按摩方法

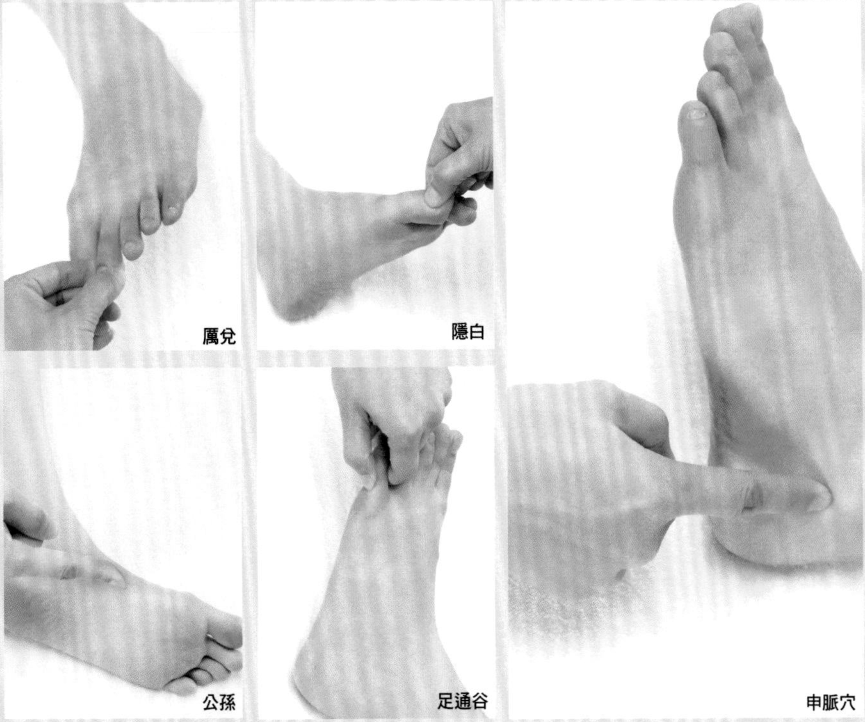

1. 以點揉的方式施行於厲兌、隱白、公孫、足通谷、申脈穴，每個穴位各5次。

MASSAGE

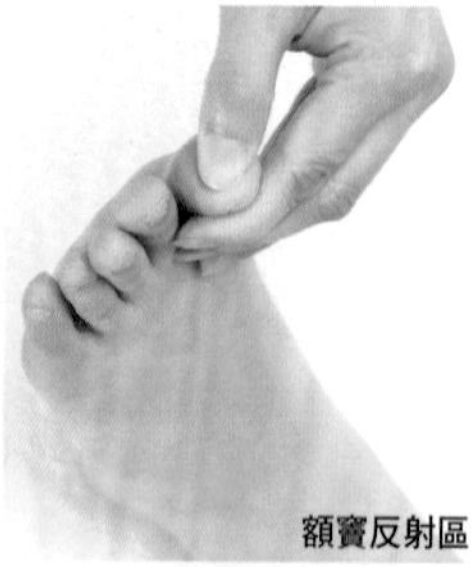
額竇反射區

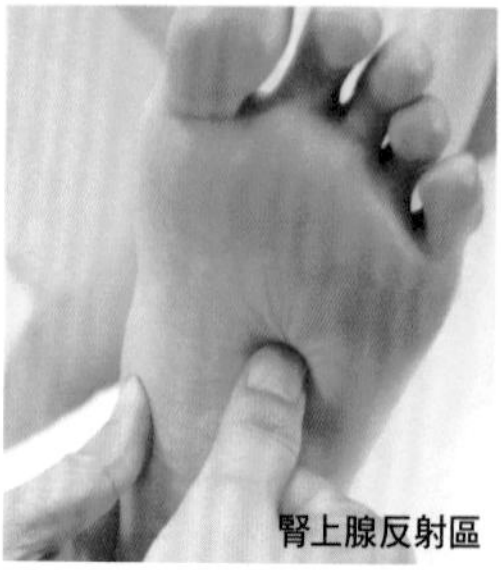
腎上腺反射區

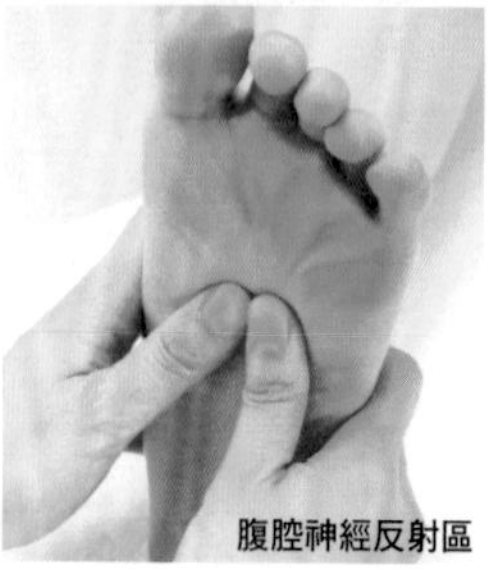
腹腔神經反射區

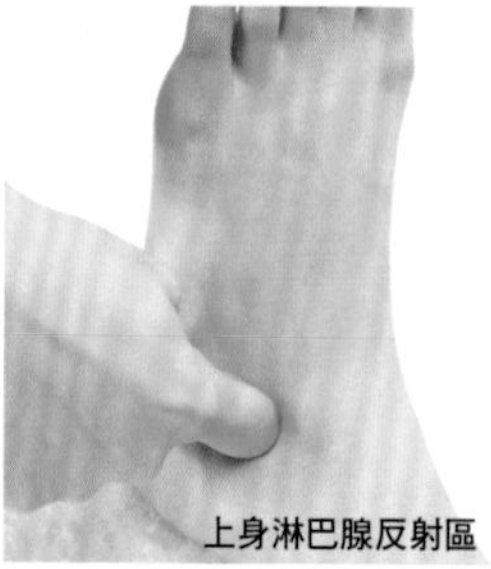
上身淋巴腺反射區

2 以拇食指鉗壓法按摩額竇；以拇指指端點法按摩腎上腺反射區；以雙拇指推按法按摩腹腔神經叢反射區；以食指扣拳法按摩上身淋巴腺反射區，各3分鐘。

按摩作用

雖然感冒通常是自限性的疾病，大約一個星期就會漸漸痊癒，施行足療可以減輕症狀、縮短病程。

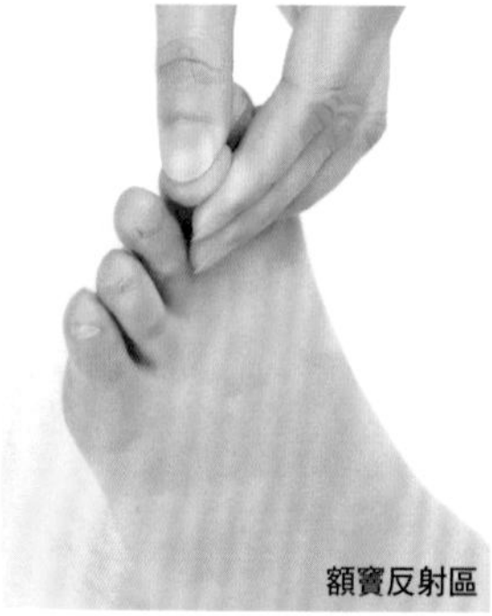
額竇反射區

3 加上從食趾到小趾的額竇反射區進行揉捏，力道不要太強，只要覺得舒適即可。

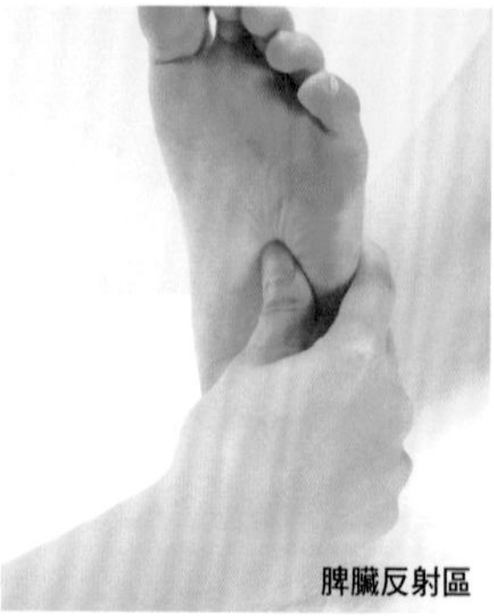
脾臟反射區

4 刺激左足的脾臟反射區，必須用力按壓，要有疼痛的感覺。

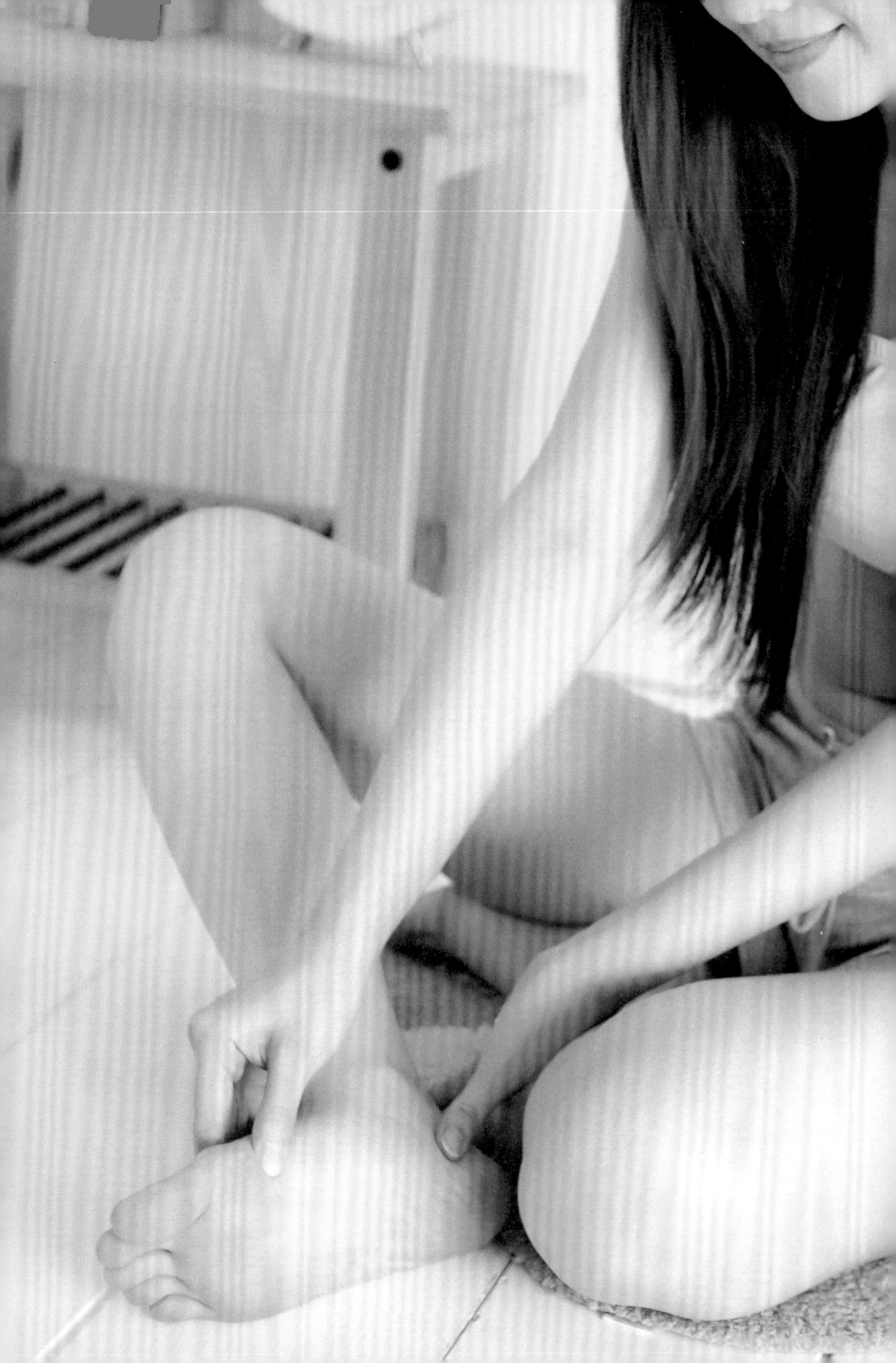

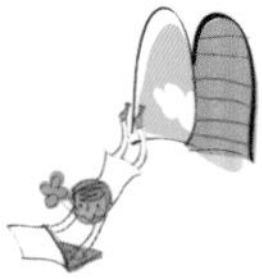

眼睛疲勞

日常生活中使用眼睛過度的機會非常多，尤其是便利的生活與高度文明，常常造成像是睡眠不足、飲食不均衡、使用電腦時間過長，都容易造成眼睛疲勞。

按摩部位

按摩足部的眼睛反射區，位置在雙足第二、第三趾骨的跟部，包括足掌、背面。

注·意·事·項

糖尿病患進行足部按摩時，應該要注意是否有傷口，並且確保足部衛生。

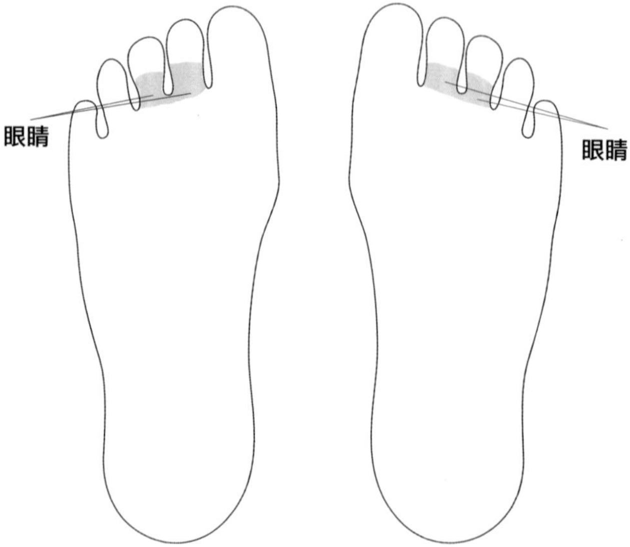

按摩方法

① 以雙拇指推按法對足部的第2、3趾眼睛反射區進行強力按壓刺激5次，每次5秒。

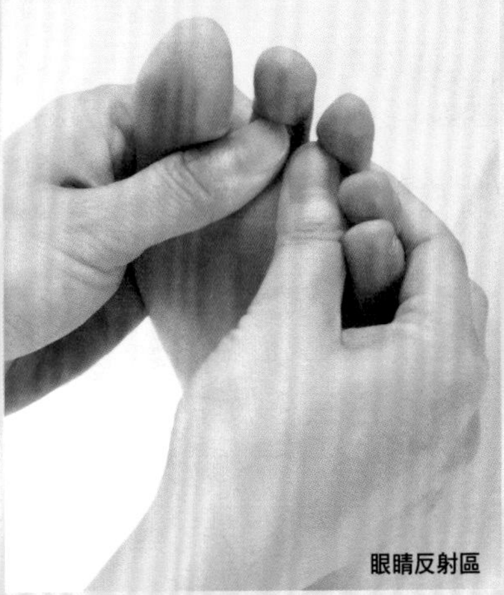

② 以食指扣拳法按壓眼睛反射區5次，如果遇到肌肉組織較硬的地方則多按壓10秒。

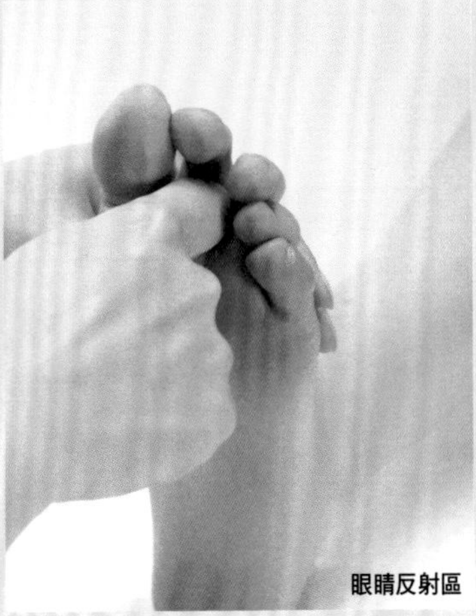

按摩作用

隨時施行可以消除眼睛疲勞，還能改善結膜炎、白內障及老花眼，且沒有施行時間上的限制。

MASSAGE

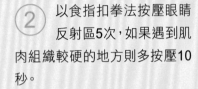

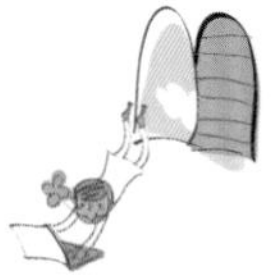

頭暈

造成頭暈有許多原因，通常像是當內耳不平衡而產生暈眩、飢餓過度引發頭昏。高血壓、低血壓、貧血、血糖過低、疲勞過度、焦慮，甚至服用藥物或是更年期障礙也都會引起頭暈。

按摩部位

主要以大腦反射區，位於雙足拇趾的趾腹掌全部區域；三陰交穴，位於內側腳踝最高點往上四根手指處；內耳迷路反射區，位置在雙足背第四、第五趾蹠骨間凹陷較深的部位。

注·意·事·項

1. 如果長期性頭暈，或是因為心律不整、腦中風以及顱內出血引起的頭暈，應該先就醫，做足部按摩時也應輕緩施行。
2. 症狀剛剛出現時，為了安全起見，最好由他人代為施行足部按摩法。

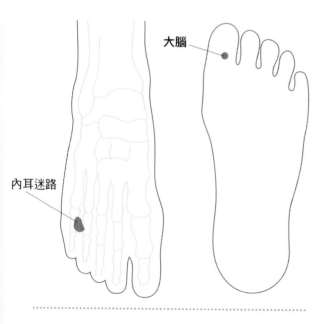

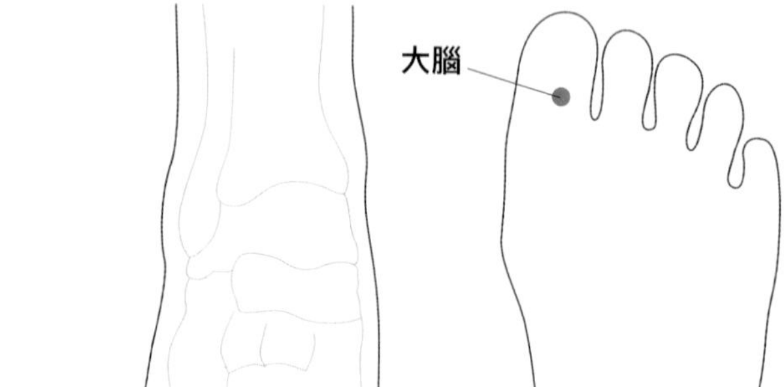

頭暈

按摩方法

① 以拇指點壓法壓大腦反射區，每一次分別按壓10秒，約5次。

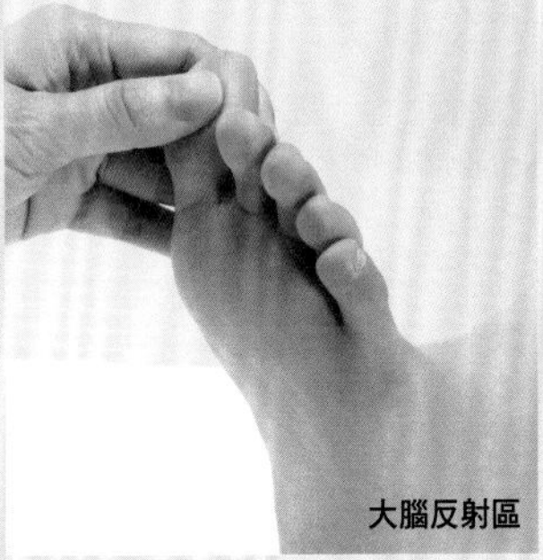

② 以拇指順時鐘方向輕輕揉搓三陰交穴，以及位於膝蓋下外側凹陷處往下四根手指寬處的足三里穴，每一次分別按壓10秒，約5次。

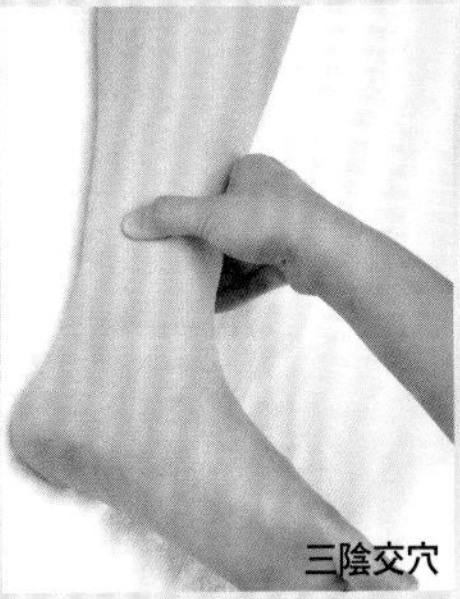

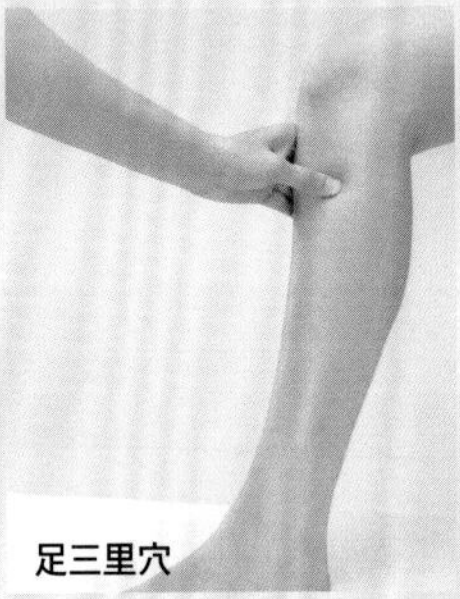

按摩作用

當頭暈時按壓，可以緩解頭暈時的不適。

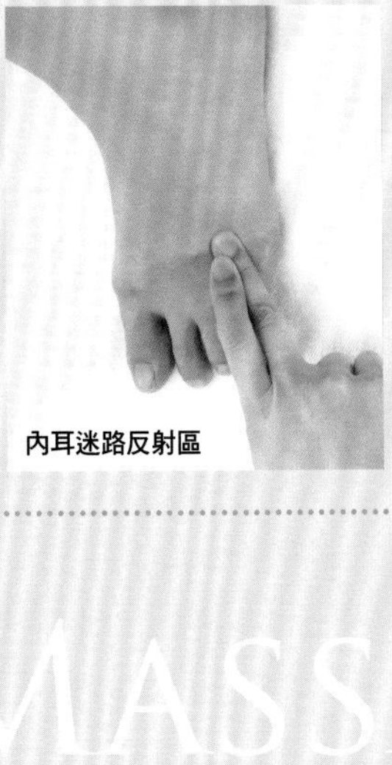

③ 以中食指壓揉法按摩內耳迷路反射區加強效果，施力5次。

MASSAGE

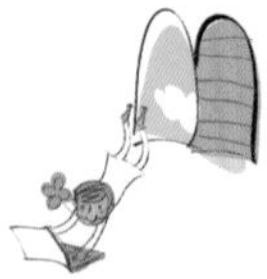

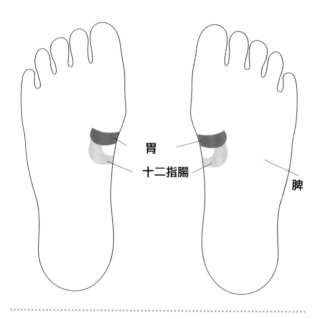

食欲不振

食欲不振的起因除了是腸胃病患者或肝功能異常之外，有可能是因為疲勞倦怠、體重減輕、壓力過大、缺乏運動、過度飲食或情緒鬱悶所導致。

按摩部位

主要腳底按摩區為脾胃的穴位——足三里，以及胃部反射區。胃部反射區位於雙足掌第一蹠關節後，第一蹠骨體前段約一橫指幅度。足三里的位置位於外膝眼下10公分處，可以掌心蓋住自己的膝蓋骨，五指朝下，中指的位置就是足三里穴。

注·意·事·項

1.避免正餐之外吃太多零食，並且減少高精緻食物。

2.油炸類、辛辣食物、冷飲、過鹹、過酸的食物應該禁食。

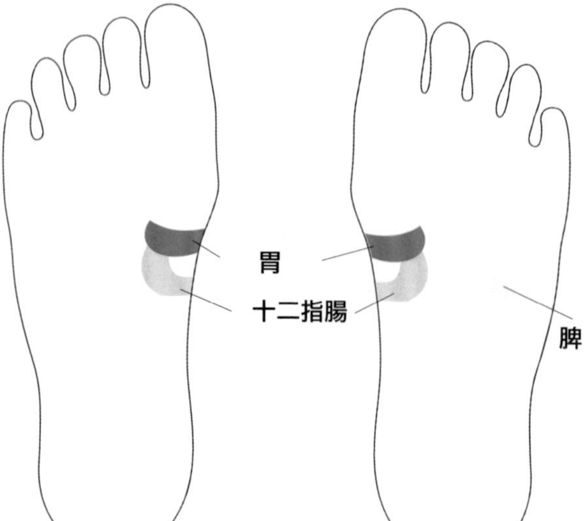

按摩方法

① 拇指點壓法按壓胃部反射區10次，力道由輕漸重，定點按壓10秒。

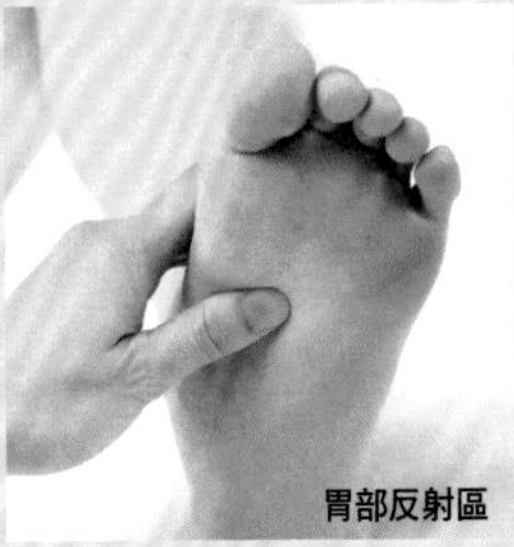
胃部反射區

② 搭配拇指點壓法加強脾臟反射區、十二指腸反射區增強效果。

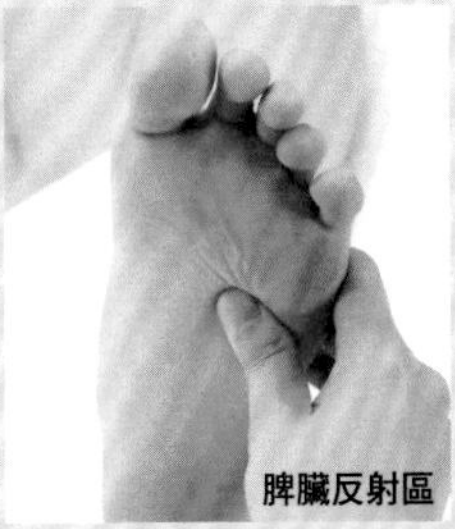
脾臟反射區

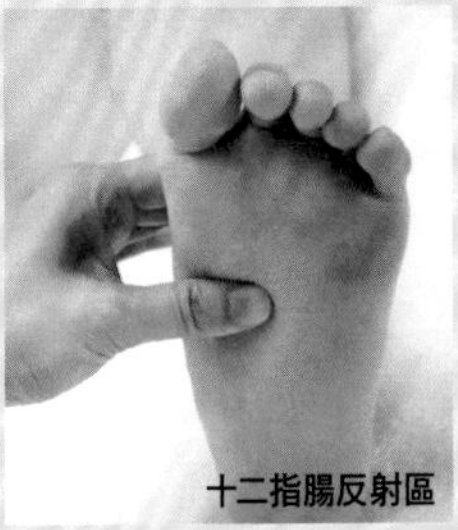
十二指腸反射區

按摩作用

按摩胃部反射區有助於改善胃部疾病、消化不良、糖尿病、胰腺炎、膽囊疾病等。足三里穴是胃經的重要穴位，若常用艾灸足三里穴，可以補脾健胃、促進消化吸收，增強免疫功能。

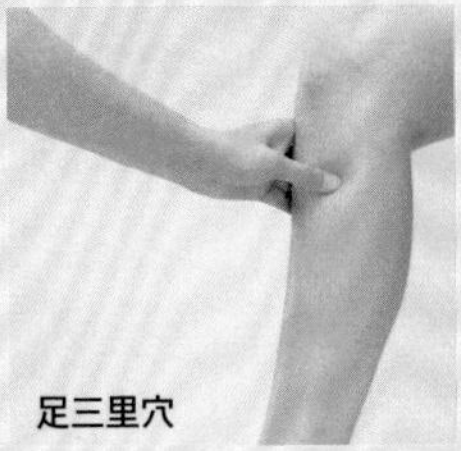
足三里穴

MASSAGE

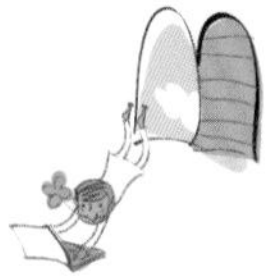

手腳冰冷

不少的女性會有手腳冰冷的問題，原因有可能是因為不夠保暖、血糖過低、精神壓力太大。像是自律神經失調、心血管系統功能障礙，造成血液循環不良，也會造成手腳冰冷、氣血不足。

按摩部位

主要以腎臟反射區為主，腎臟反射區位於雙足掌第一蹠骨與趾骨關節所形成的人字型交叉凹陷處稍微靠後面的區域。

注·意·事·項

足部按摩施行於靜脈血管時應該要以輕擦法往心臟方向操作，才能讓末梢神經獲得更充足的溫熱血液。

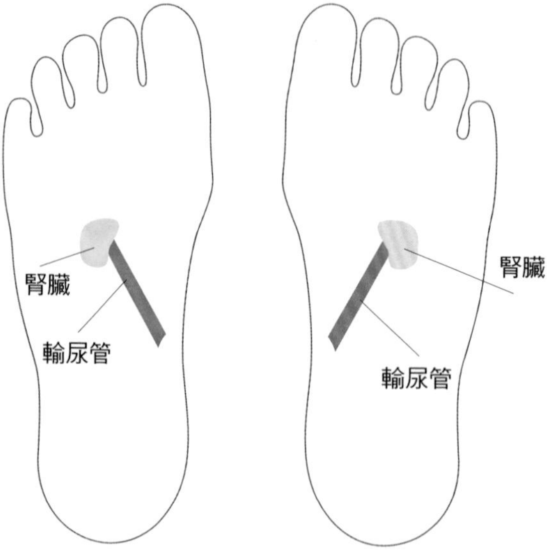

按摩方法

① 以拇指點壓法按壓腎臟反射區5次，每次10秒，再以輕擦法往心臟方向操作5次。

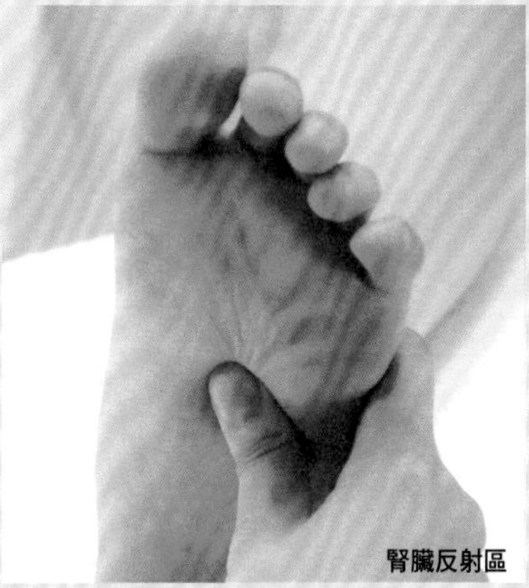

② 以食指扣拳法施力輸尿管反射區，由腳趾往足後跟方向緩慢推約5次。

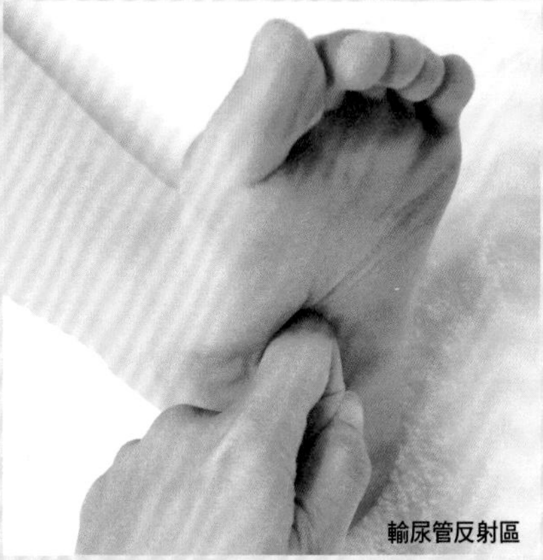

按摩作用

使末梢神經獲得更充足的血液循環，還可以改善靜脈曲張、關節發炎等。建議可以搭配按摩下身淋巴腺反射區。

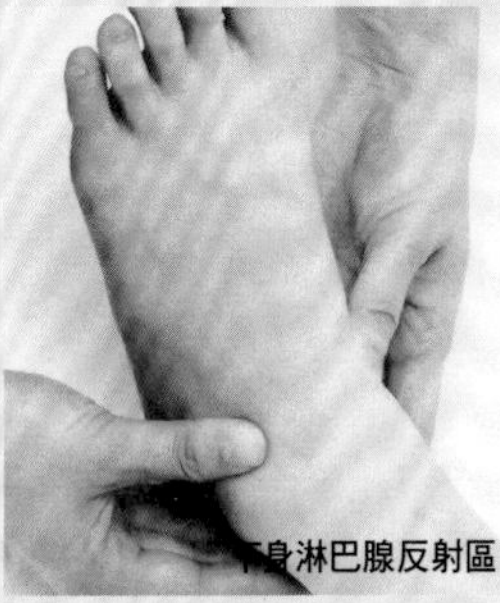

MASSAGE

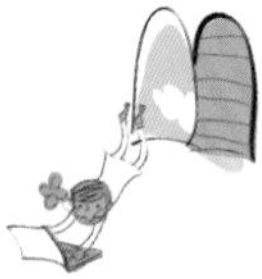

打鼾

打鼾是因為上呼吸道不暢通，在睡眠狀態時，控制舌頭和軟顎的肌肉放鬆，氣體流經狹窄的呼吸道時，容易隨著吸氣動作一起振動，發出聲音。一旦喉嚨附近的肌肉失去彈性而鬆弛，阻塞空氣通道，呼吸就無法順暢，因此會發出更大的聲響。

按摩部位

上顎反射區，位於雙足背拇趾以及背趾之間的關節遠側，呈帶狀的區域；下顎反射區，位於雙足背拇趾及背趾間的關節近端，呈帶狀的區域。

注·意·事·項

雖然足部按摩可以緩解打鼾的症狀，由於越容易打鼾的人發生睡眠呼吸中止症的機率越高，而且鼾聲的大小與嚴重程度平行，還可能會因血氧濃度降低，導致心肌梗塞或是腦血管栓塞等問題，情形嚴重者應儘速就醫。

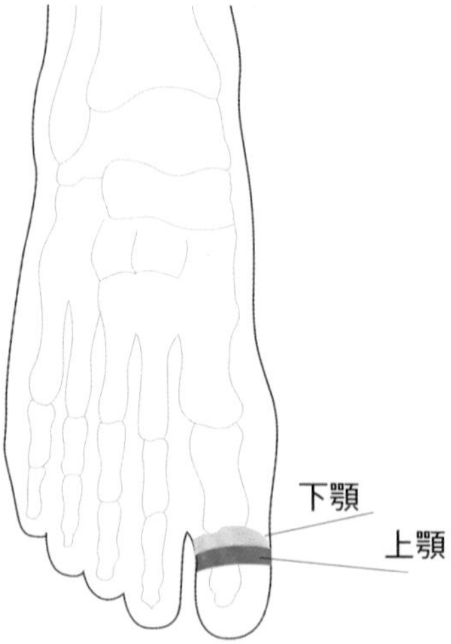

打鼾

按摩方法

以拇指指端點壓法中力揉按上顎反射區及下顎反射區，每次10秒，施行約5次。

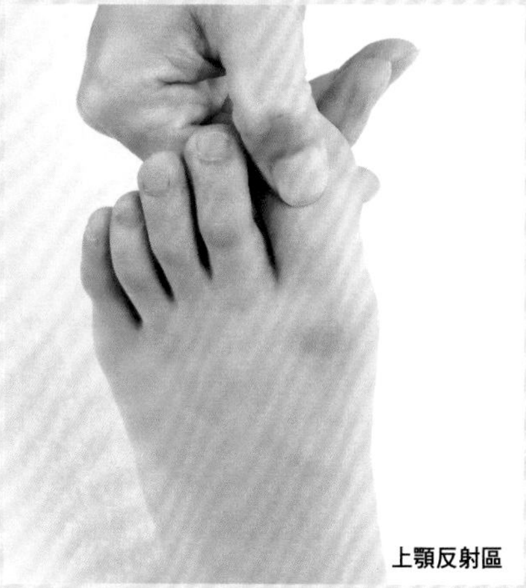

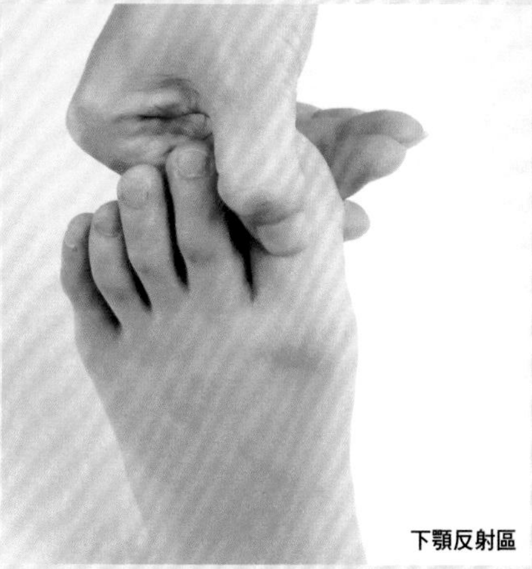

按摩作用

除了舒緩鼻頭、喉嚨，減輕打鼾的症狀之外，對於牙周病、牙痛、口腔潰爛也有相當的緩解效果。

MASSAGE

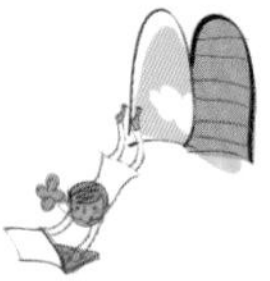

肩膀痠痛

肩頸痠痛是現代人常見的症狀，長時間維持固定姿勢打電腦或久坐，再加上壓力導致神經緊繃，因此造成肩頸部位的血液循環不良，肌肉疲勞僵硬。

按摩部位

肩頸痠痛可以施行足部按摩的部位有斜方肌，位於雙足趾第2、3、4、5趾的後方；還可以搭配按摩頸椎反射區，位於雙足拇趾跟部內側橫紋肌盡頭處。

注·意·事·項

1. 容易暈眩者應該要避免按摩頸椎反射區。
2. 針對足部頸椎反射區的按摩不宜使用過度的力道，以免引起骨膜發炎。

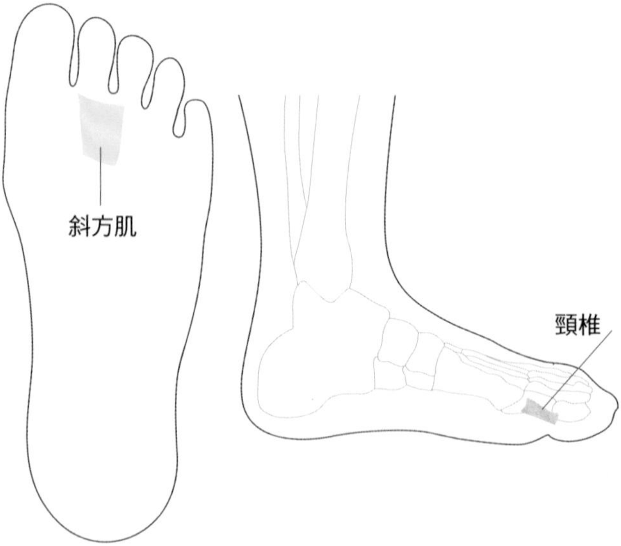

按摩方法

① 食指扣拳法推壓斜方肌的位置，從第二到第四腳趾末端部位，由內而外滑動約5次，或定點按壓10秒。

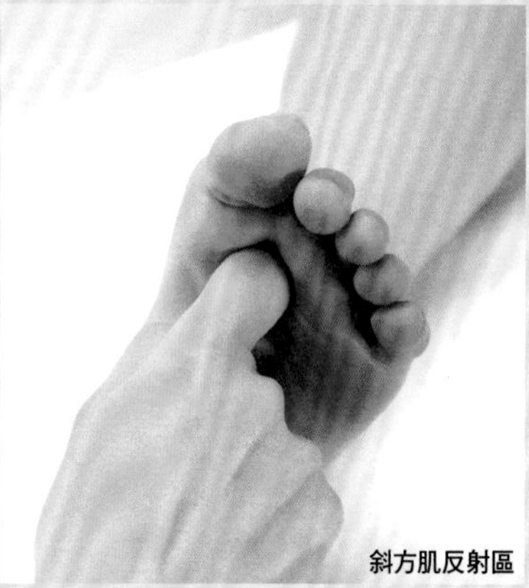

斜方肌反射區

② 搭配加強頸椎反射區部位的按摩，以拇指點壓法固定於反射區位置施力，定點按壓5次，每次10秒。

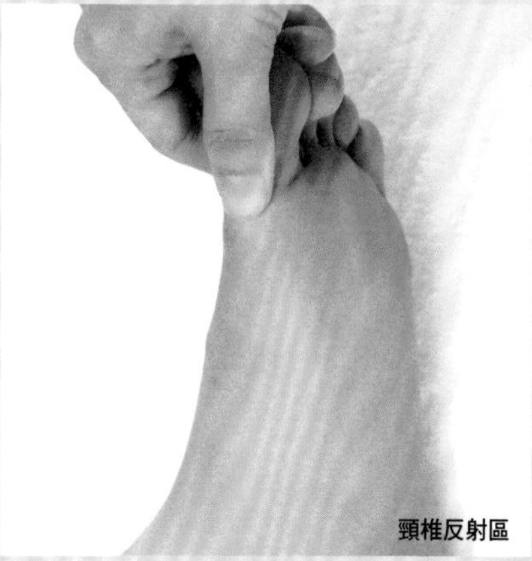

頸椎反射區

按摩作用

肩頸痠痛是典型的現代病，每天養成足部按摩保養的習慣，即可放鬆心情、增進肌肉中的乳酸代謝，排除痠痛。

MASSAGE

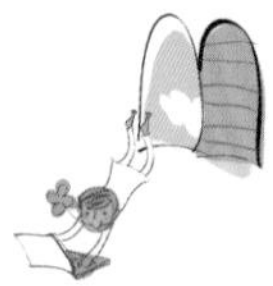

記憶力衰退

中醫認為健忘是由於腎功能不佳、過度疲勞、長期睡眠不足導致大腦細胞受損，人的記憶力會隨著年齡增長而衰退，也會因為壓力過大造成腎功能衰退，而引起記憶力的衰退。記憶力衰退已經被列入現代病的範圍，也有許多年輕人出現這種症狀。

按摩部位

腎臟反射區位於足掌第2、3蹠骨近端，相當於足掌人字型交叉稍後方凹陷處。腎上腺反射區位於腎臟反射區上方。大腦反射區則位於雙足拇趾的趾腹掌面全部區域。

注·意·事·項

雙腳的大拇趾若是出現皺紋、脫皮，就表示記憶力減退，此時可以多加強按摩。

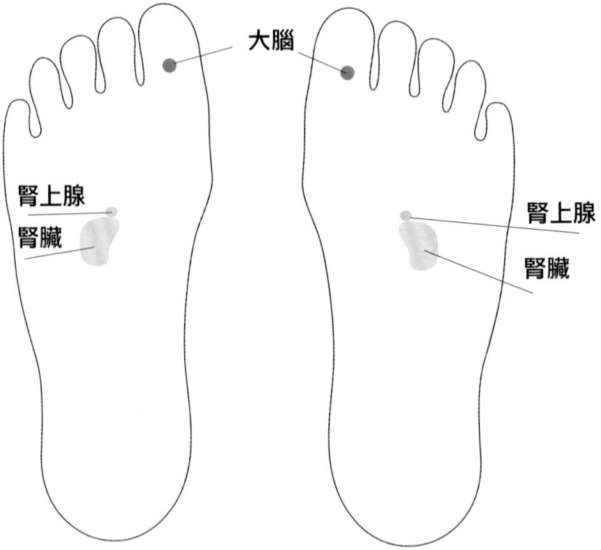

按摩方法

①食指扣拳法施行於腎上腺反射區、腎臟反射區，定點按壓約10次，每次約5秒。

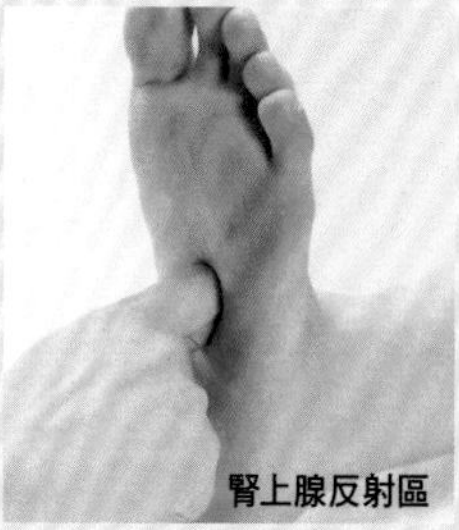

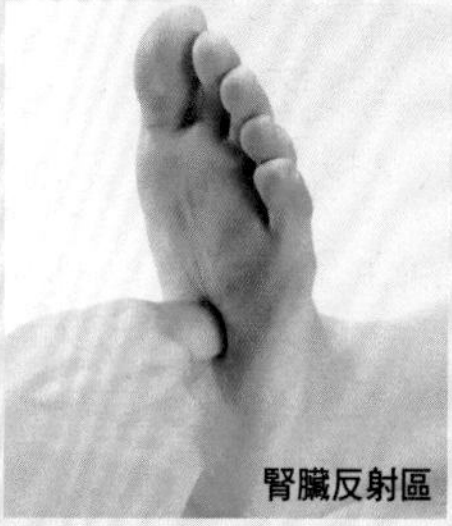

按摩作用

施行足部按摩、用力按壓與腎臟、大腦、小腦有關的反射區，能夠使頭腦清醒。除此之外，還能促進新陳代謝、改善心律不整、昏厥、神經衰弱、氣喘、關節炎等症狀。

②以拇指點壓法施力於拇趾點端向趾跟方向推按大腦反射區，加強效果。

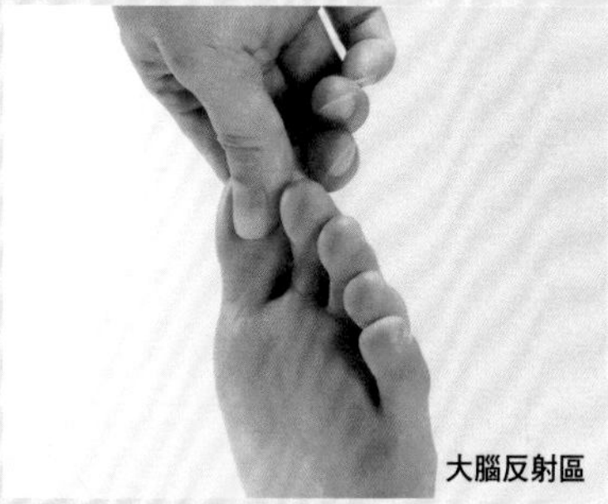

MASSAGE

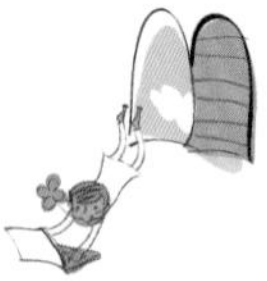

注意力下降

除了環境因素之外，引起注意力不集中的原因有焦慮、壓力、煩惱，還有休息及睡眠不足、飲食不當、運動不足等等。

按摩部位

要提升注意力，可以針對腎臟反射區以及頸椎反射區、大腦反射區進行足部按摩。

注·意·事·項

按摩頸椎反射區力道不宜過重。

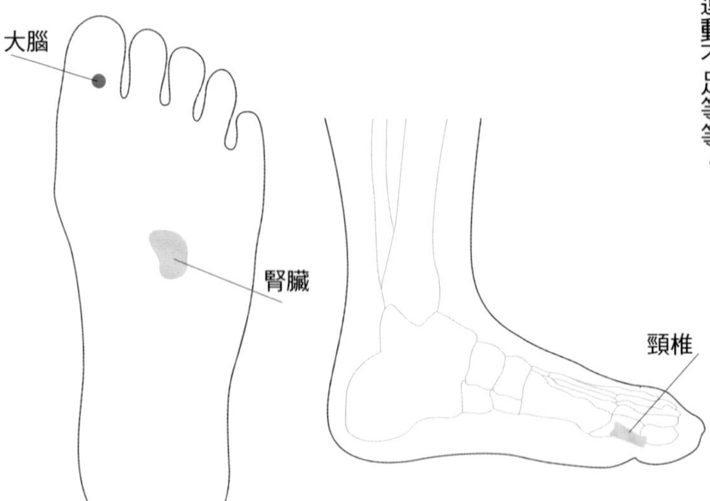

按摩方法

1 可以拇指仔細地揉捏腎臟反射區，按摩約5次。

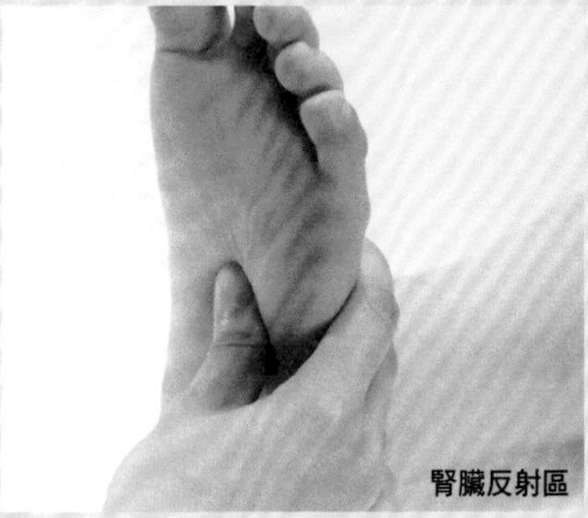

2 以拇食指鉗壓法端沿著腳背面拇趾跟部，由內向外側推壓刺激頸椎反射區。

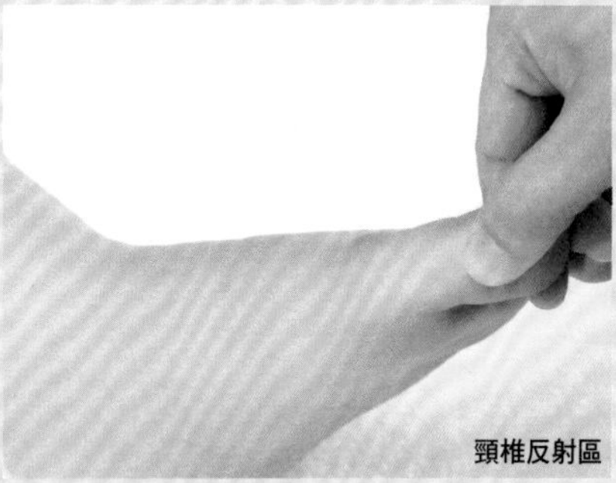

按摩作用

具有鎮定焦躁情緒、穩定精神的作用。

3 以拇指點壓大腦反射區，約按壓10秒，並往趾尖方向滑動5次。

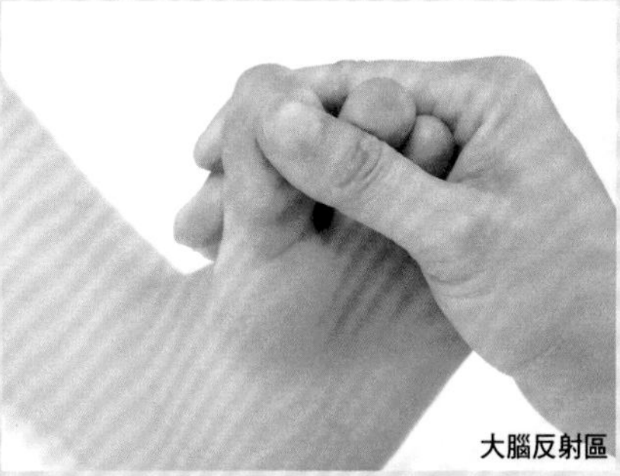

MASSAGE

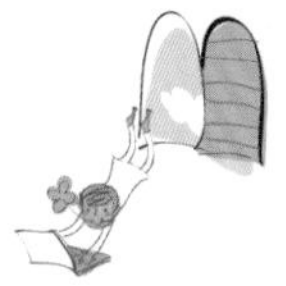

胸悶

胸悶會讓人感覺呼吸困難，外在因素像是空氣不流通、情緒起伏所引起的胸悶，經過平緩之後就能解除；但是如果是因為心、肺、呼吸道腫瘤等病變，那麼就應該儘速就醫。

按摩部位

胸悶的足部按摩施行於胸椎反射區，位於雙足的內側弓前端部分。再搭配按摩肺及支氣管反射區位，於雙足斜方肌反射後方，自甲狀腺反射區從內到外側肩反射區，成帶狀區域。

注·意·事·項

穿不合腳的鞋子或是過窄的鞋子會壓迫到雙足的胸椎反射區，而使反射區的足部按摩效果不佳。

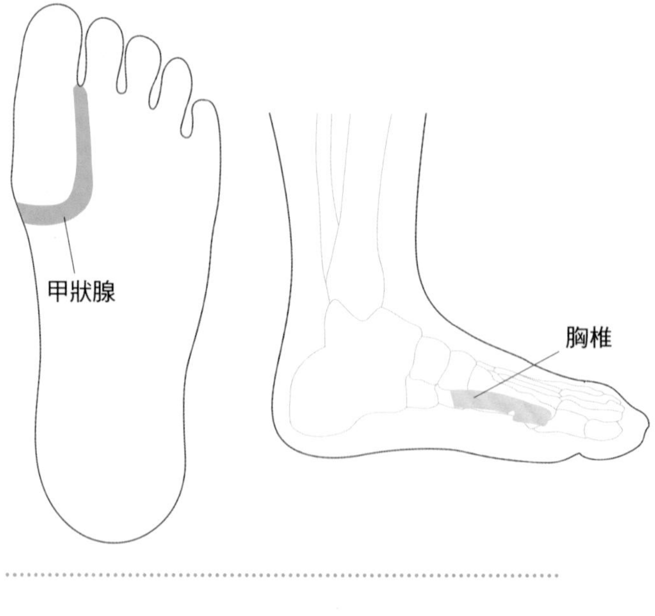

胸悶

按摩方法

1 以拇指點壓法按壓胸椎反射區約5次，每次可以定點按壓10秒。

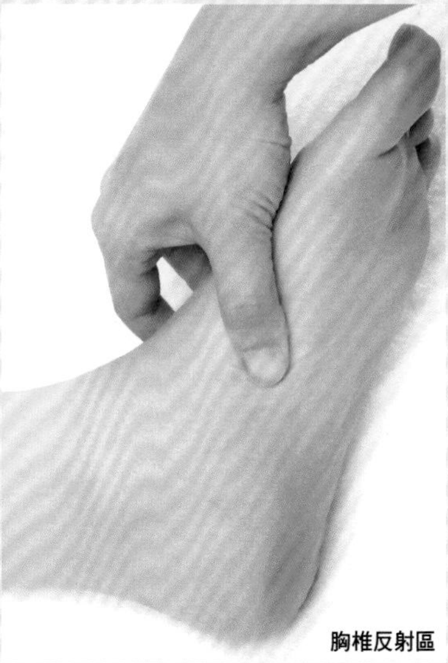

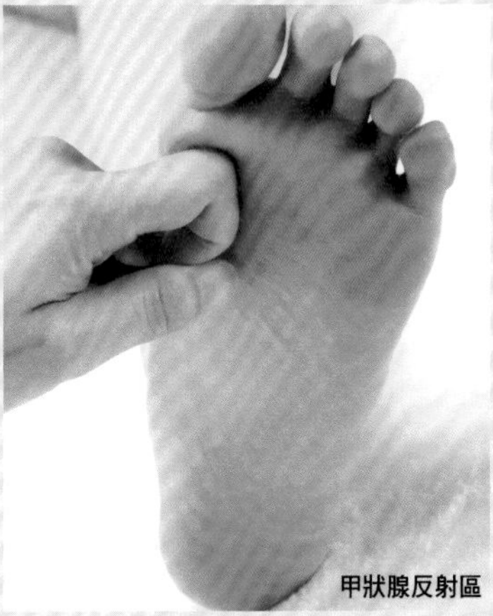

2 一手持足背，另一手以食指橫按法，將食指第二節向內和向外推壓甲狀腺反射區，約5次。

按摩作用

這個足部按摩法可以舒緩呼吸困難、胸痛，還有改善胸椎不正、背痛等功效。

MASSAGE

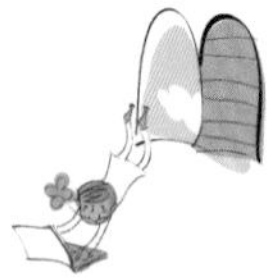

失眠

因為白天用腦過度、神經緊張，加上工作壓力、下班之後的家庭問題，因此在夜晚時交感神經仍然活躍、副交感神經失調，常常伴隨而來就是失眠等症狀，這也是很多現代人的困擾。

按摩部位

三叉神經反射區位於足拇趾外側中段，搭配肝臟反射區的加強。肝臟反射區位於足掌第4、5蹠骨間肺反射區的後方重疊區域。

注·意·事·項

要徹底擺脫失眠的症狀，可以從改變身邊的環境為較輕鬆的環境開始，再搭配足部按摩，緩和自律神經緊張，只要持續進行就會有功效。

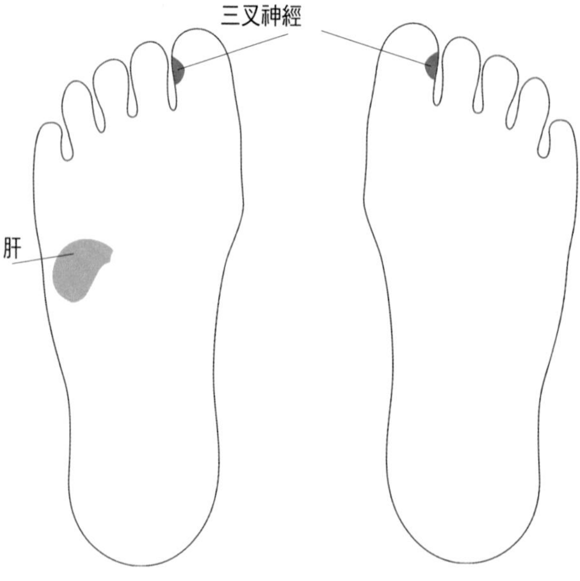

按摩方法

① 使用拇指點壓法按壓拇指外側的三叉神經反射區，由下而上滑壓5次，每次10秒鐘。

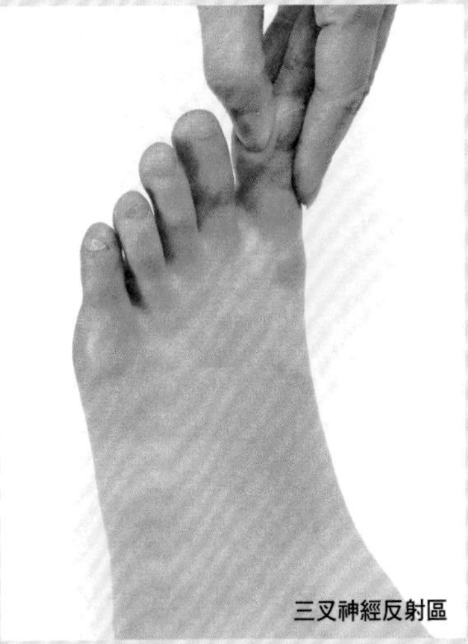
三叉神經反射區

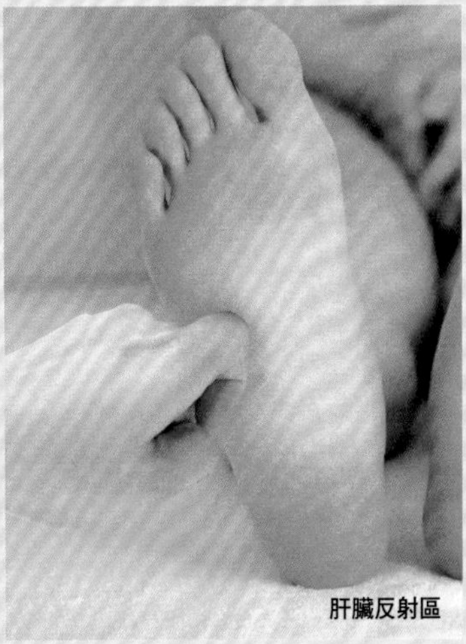
肝臟反射區

② 以食指扣拳法垂直施力按壓肝臟反射區，按壓5次。

按摩作用

這個按摩法可以鎮定腦神經，還可以舒緩偏頭痛、腮腺炎、耳疾等。

MASSAGE

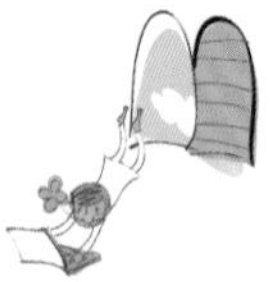

宿醉

現代上班族常常在下班後還需要跟客戶應酬，或是與朋友聚會，不論是要炒熱氣氛或是舒緩心情，喝酒都是不可避免的，而如果多喝了幾杯，隔天就會深受宿醉之苦。

按摩部位

肝臟反射區位於左足掌第4、5蹠骨間肺反射區的後方重疊區域。

注·意·事·項

如果有罹患肝炎的症狀，在施行足部按摩時可以採用緩慢滑壓與定點按壓的方式，也要留意疼痛的程度，不要用力過度。

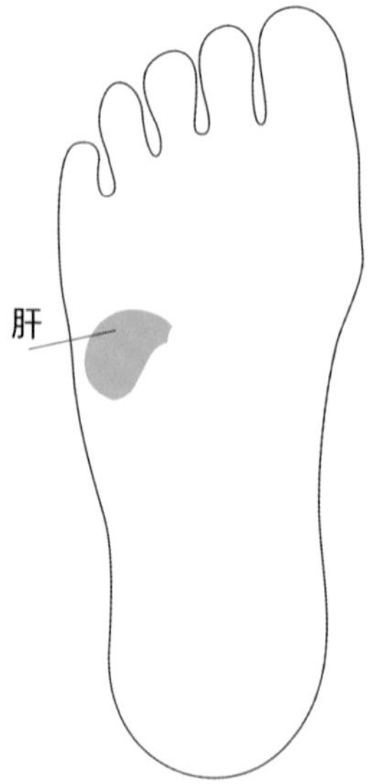

宿醉

按摩方法

以食指扣拳法按壓肝臟反射區，由腳趾向腳跟的方向定點施力約10秒鐘，施行5次，如果遇到肌肉組織較硬處可以多加強，可以活化肝臟解毒功能。

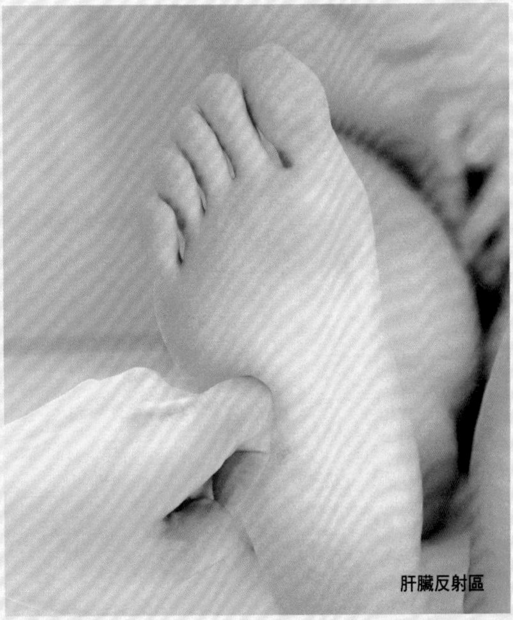

按摩作用

藉由按摩可以活化肝臟，分解酒精和促進血液循環，有助於消除噁心、反胃不適。除此之外，還可以改善高血壓、失眠、眼壓過高、中風等。

MASSAGE

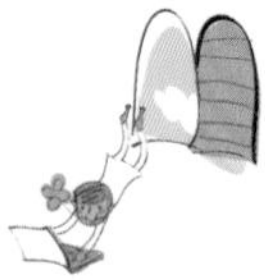

臉部浮腫

臉部浮腫的現象經常發生在血液循環代謝能力差的人身上，久坐不動、飲食重口味、經常熬夜會導致血液循環變差，來不及將體內水分排出去，就會造成臉部浮腫的現象。

按摩部位

解谿穴位於踝關節前繫鞋帶處，也就是伸趾長肌腱與伸拇長肌腱之間。還可以搭配按摩腎臟反射區。

注·意·事·項

1. 心情放輕鬆，多聽一些輕快的音樂，做些放鬆的活動。
2. 晚上睡覺時要避免過度光亮，因為身體在光線下會產生緊張，而良好的睡眠可以避免浮腫。

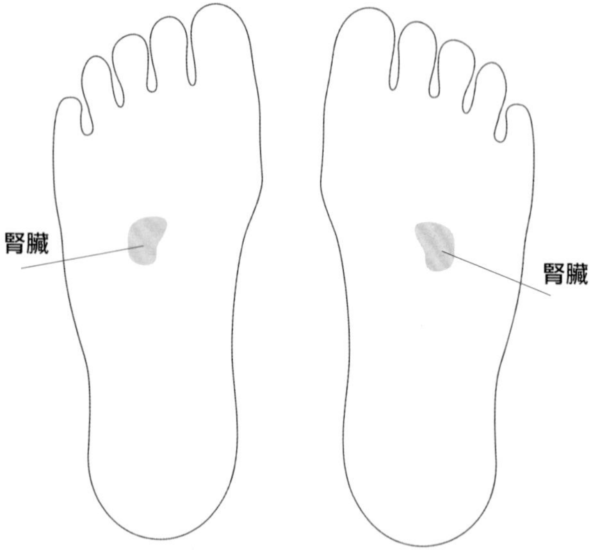

按摩方法

① 以拇指指腹按壓在解谿穴上，食指頂夾住足跟上方，拇指依照順時針方向進行揉按，力道由輕到重，反覆10次。

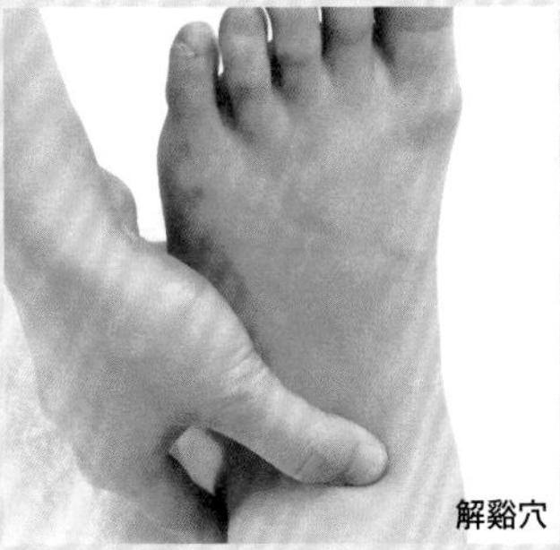

解谿穴

② 以拇指點按壓腳踝關節凹陷處，上身淋巴反射區及下身淋巴反射區。從腳踝關節往上，然後在慢慢往下至腳踝，反覆5次左右。

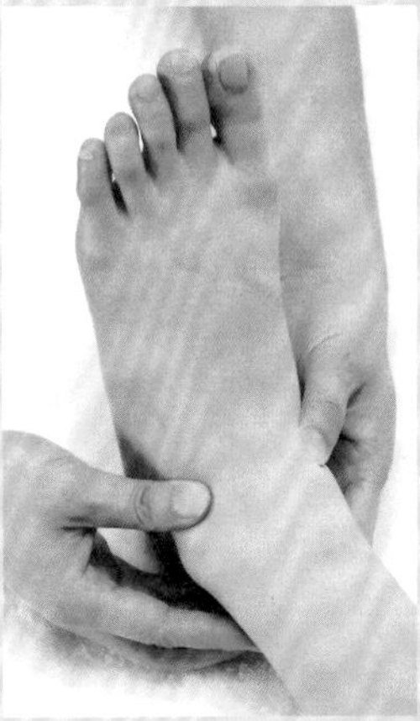

③ 以拇指點壓腎臟反射區，也就是按壓腳掌心凹陷處，約按壓5次，以加強效果。

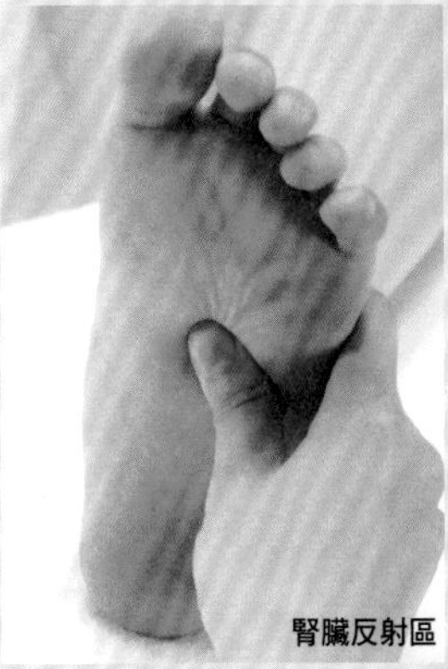

腎臟反射區

按摩作用

適當地按摩可以幫助水分的代謝、促進血液循環，除了消除臉部浮腫之外，還可以疏通淋巴腺。

MASSAGE

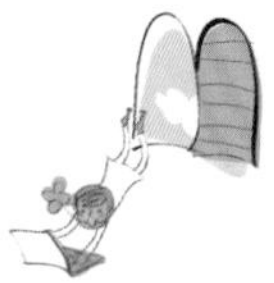

腿部浮腫

引起腳部水腫的原因有可能是心臟功能衰退、腎臟病變或營養不良等，若在冷氣房中整天久坐、血液循環不良也都會造成腳部水腫。

按摩部位

陰陵泉穴位置在人體脛骨內側凹陷踝處，與陽陵泉相對。三陰交位於足部內踝沿脛骨後緣上行三寸，大約四指寬處。

注·意·事·項

因腿部浮腫進行足部按摩時，應該以腫脹肢體高於心臟的位置，並應往心臟方向按摩。

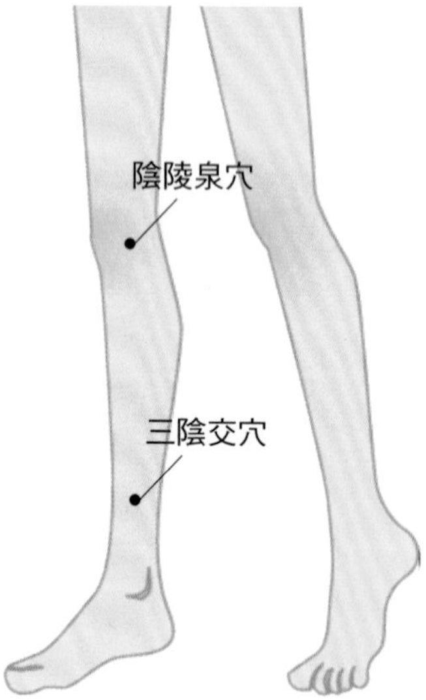

按摩方法

1 可以利用雙拇指推按法壓陰陵泉穴及三陰交，約10次。

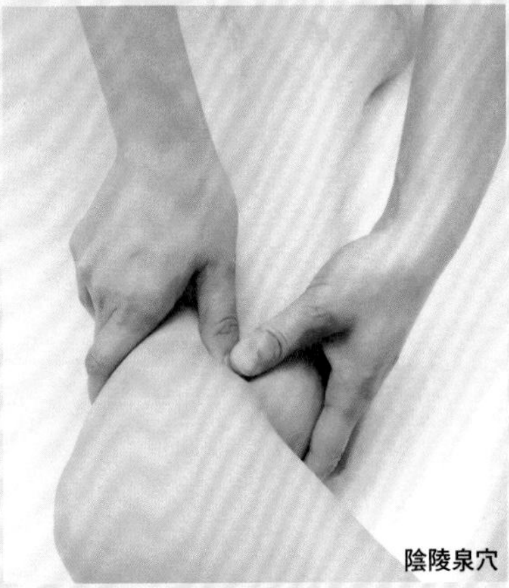
陰陵泉穴

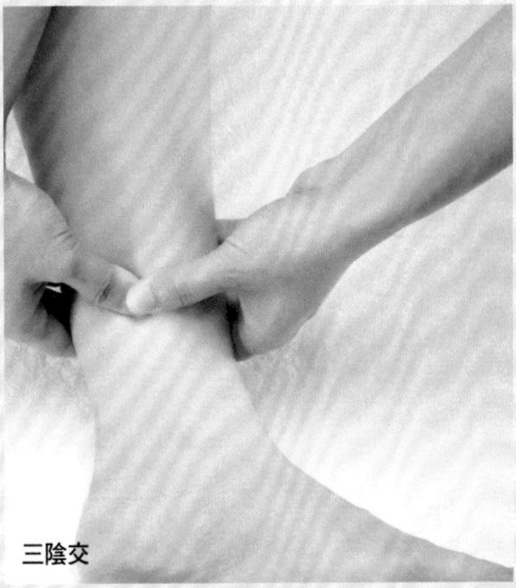
三陰交

按摩作用

這個按摩法能夠促進脾臟機能、提升水分代謝、改善下肢水腫。

2 也可以採用手掌來回摩擦陰陵穴、三陰交的方式。

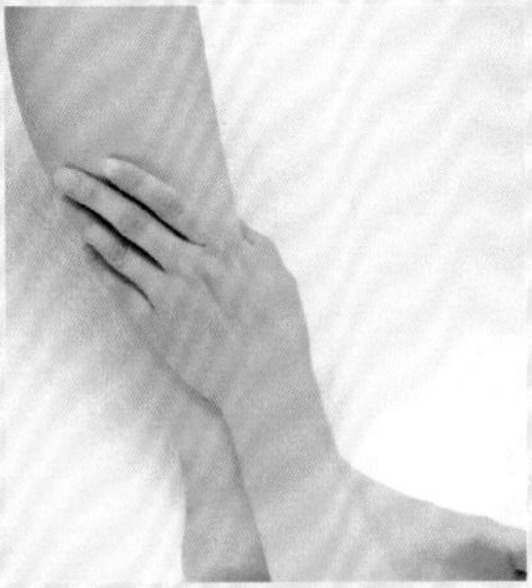

MASSAGE

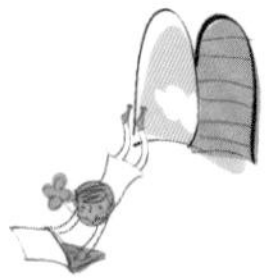

憂鬱

人的心情難免都有起伏不定的時候，人一生當中或多或少都會碰到挫折與壓力，可能是因為人際關係、家庭因素或是經濟上的壓力。而如果不能適當地排解壓力，就很容易因為情緒的累積而患上憂鬱症。

按摩部位

甲狀腺反射區，位於雙足掌第1蹠骨至第2蹠骨關節之間的凹陷處；以及雙足底第1蹠骨與第2蹠骨之間彎向遠端呈帶狀的大區域。心臟反射區則位於左足掌第4、5蹠骨間，肺及支氣管反射區的後方。

注·意·事·項

足部按摩可以緩解憂鬱的症狀，如果症狀嚴重，則必須儘速就醫。

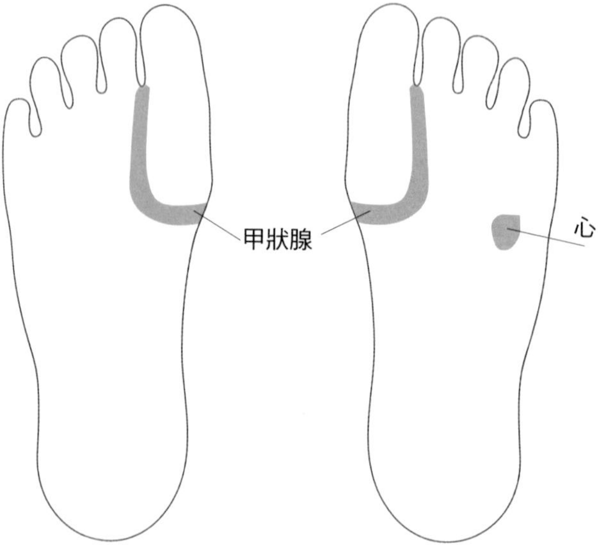

按摩方法

① 以食指橫按法按壓甲狀腺反射區5次。

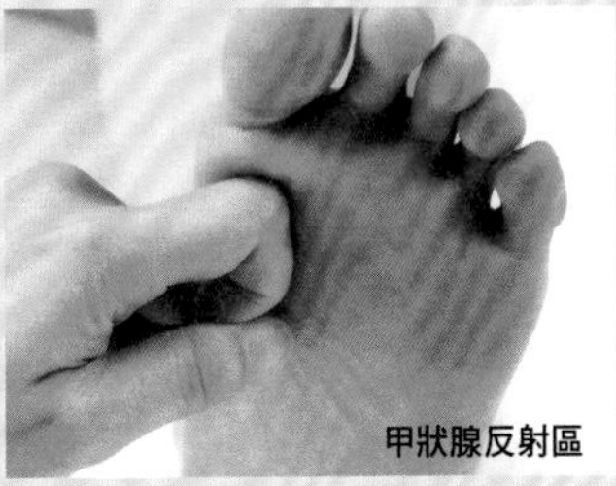

② 以拇指點壓法，一手握足背，一手拇指點腹內側從跟部向足趾方向前進，按壓心臟反射區，每次進行3至5次。

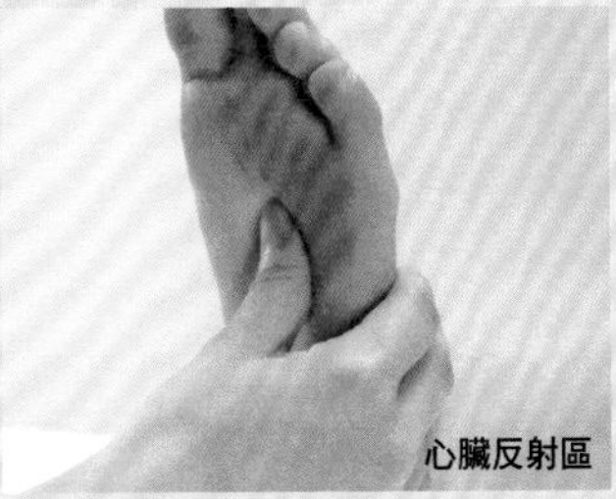

③ 以拇指點壓胸椎反射區，並且加強推壓肺、支氣管反射區約5次，每次10秒。

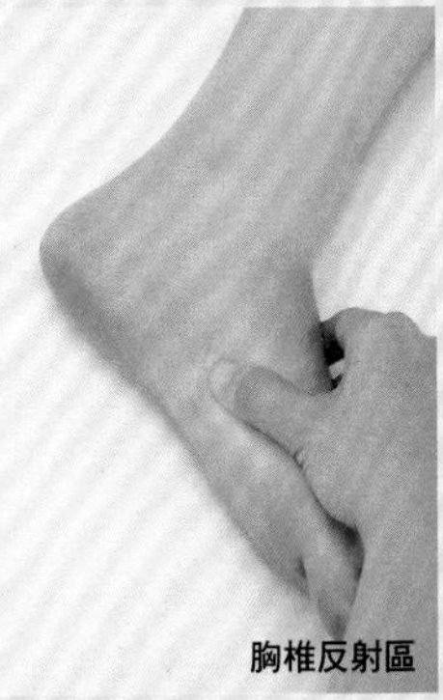

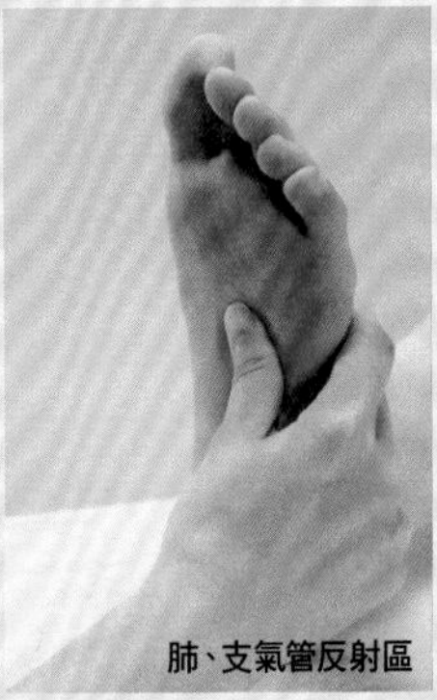

按摩作用

具有舒緩情緒的功效，並且對於心悸、失眠、情緒不穩定、甲狀腺機能等問題有緩解的效果。

MASSAGE

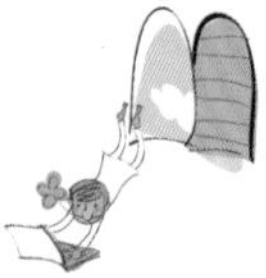

緊張

精神緊張是十分常見的症狀，除了快節奏的生活步調之外，工作壓力也會帶來緊張。緊張則會導致體內荷爾蒙分泌失調、心跳加快、血壓升高、新陳代謝失常。

按摩部位

緊張時施行足部按摩的身體部位為太衝穴、肩部反射區、頸部反射區、斜方肌反射區以及腎臟反射區。太衝穴位於足背第1蹠骨、第2蹠骨結合部前的凹陷處。

注·意·事·項

進行足部按摩時，應避免空腹、剛進食或是心情起伏過大時施行，以免產生反效果。

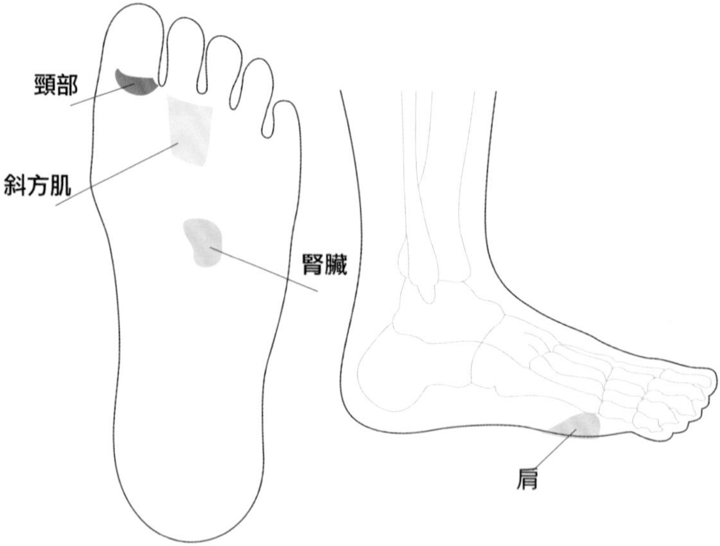

緊張

按摩方法

① 太衝穴位於腳拇指和食指間，往腳踝滑去，遇見骨頭時，可以使用拇指緩慢搓揉的方式。

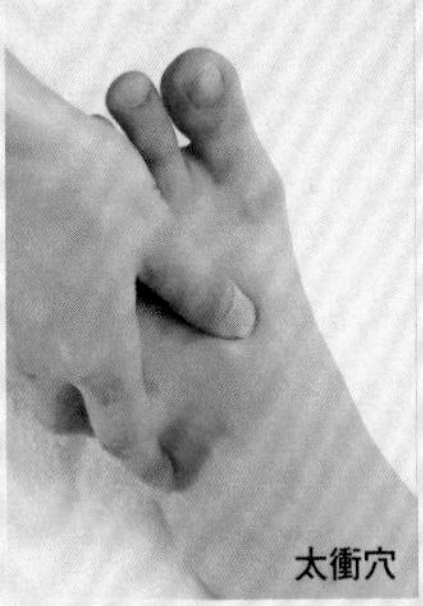
太衝穴

② 以中指橫按法按壓斜方肌反射區， 施力點為食指第二指關節側面，施行5次。

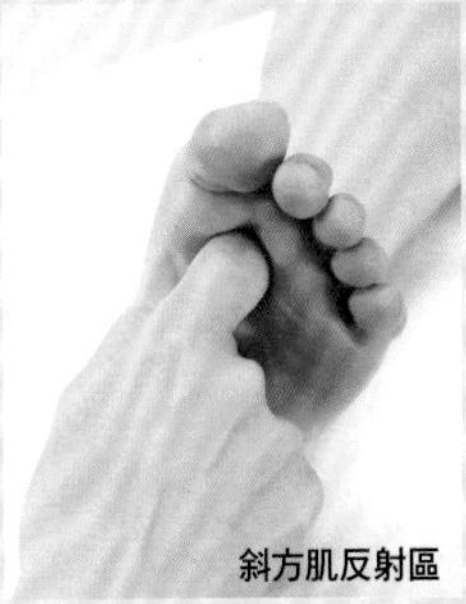
斜方肌反射區

③ 以拇指點壓法按壓頸部反射區，以及拇指點壓腎臟反射區，按壓5次，即可增加效果。

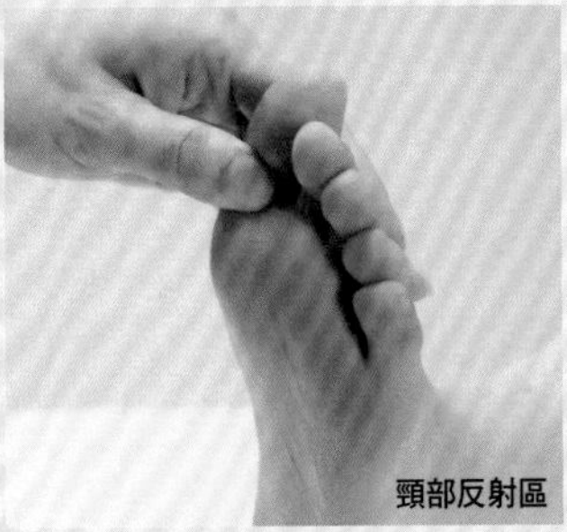
頸部反射區

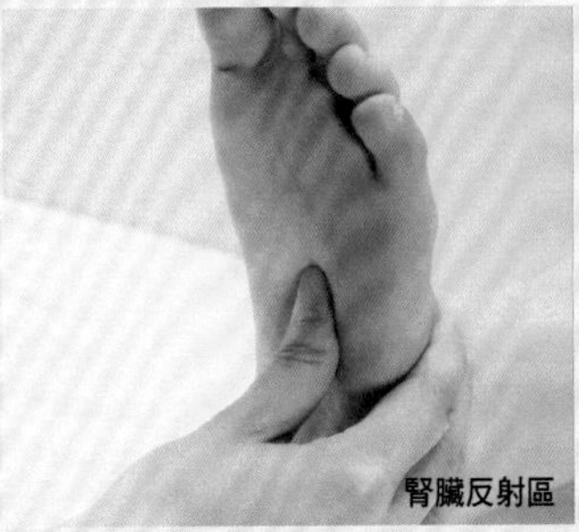
腎臟反射區

按摩作用

此法可以調節體內荷爾蒙分泌、改善因為緊張而引起的心律不整、新陳代謝失調、高血壓等等。

MASSAGE

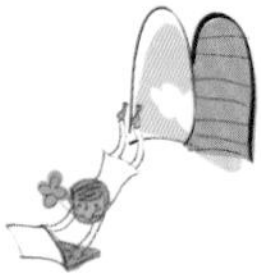

戒菸・戒酒

抽菸、喝酒對於身體有一定的害處，像是傷害肺、氣管、腦神經、肝臟。但是，有許多人一戒再戒不斷地失敗，其實可以藉由簡易的反射區按摩，來克服菸癮、酒癮，讓戒菸、戒酒的過程更加順利。

按摩部位

可以施行足部按摩的部位為肺部、支氣管反射區、肝臟反射區。肺及支氣管反射區位於雙足斜方肌反射區後方，自甲狀腺反射區從內到外側肩反射區的帶狀區域。

注・意・事・項

在中醫的陰陽理論中，肺與大腸互為表裡，因此如果有腸部問題（像是腸穿孔、出血等症狀），應該要暫時避免進行足部按摩。

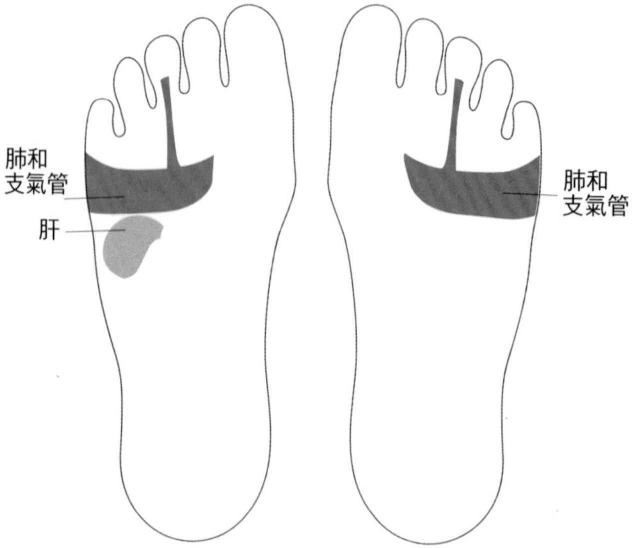

按摩方法

① 以食指扣拳法推壓肺部及支氣管反射區，由內而外滑動5次，每次10秒。

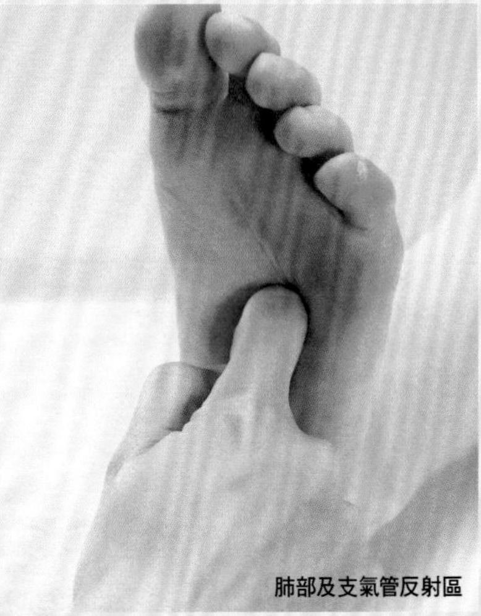

肺部及支氣管反射區

② 以食指扣拳法按壓肝臟反射區，一手握足背，另一手食指中節頂點施力垂直定點按壓。

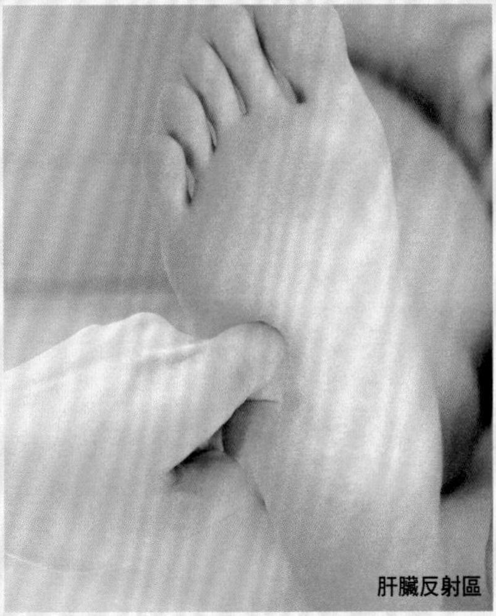

肝臟反射區

按摩作用

促進血液循環、克制菸癮、酒癮，並且改善肝臟疾病、咳嗽及肺部疾病等。

MASSAGE

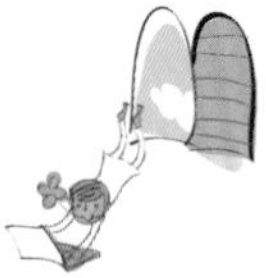

牙痛

蛀牙、牙齦細菌感染、冷熱酸甜刺激都有可能是牙痛的起因，其他像是中醫所認為的胃火導致牙齦浮腫疼痛，或是因為腎虛造成的精神倦怠，也都有可能是引起牙痛的原因。

按摩部位

牙痛時可以在上顎、下顎反射區、三叉神經反射區施行足部按摩。上顎反射區位於雙足背拇趾、背趾之間的關節遠側呈帶狀的區域。下顎反射區位於雙足背拇趾、背趾間的關節近端呈帶狀的區域。三叉神經反射區位於雙足拇趾趾腹外側。

注·意·事·項

足部按摩法可以適用於牙痛初期，暫時舒緩不適的感覺，但是如果因為蛀牙太深引發急性牙齦發炎，就必須儘速就醫。

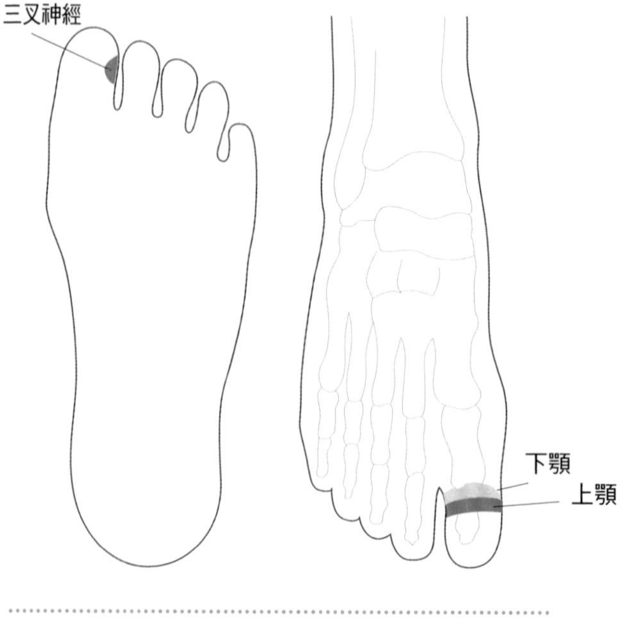

牙痛

按摩方法

①

以拇指腹由上往下點壓上顎反射區、下顎反射區約5次，每次約10秒。

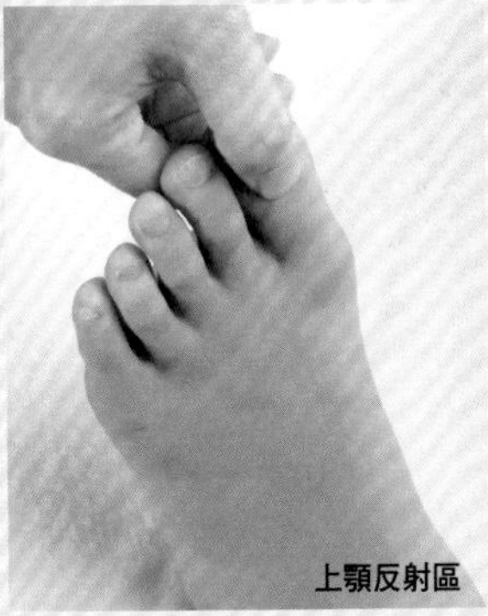

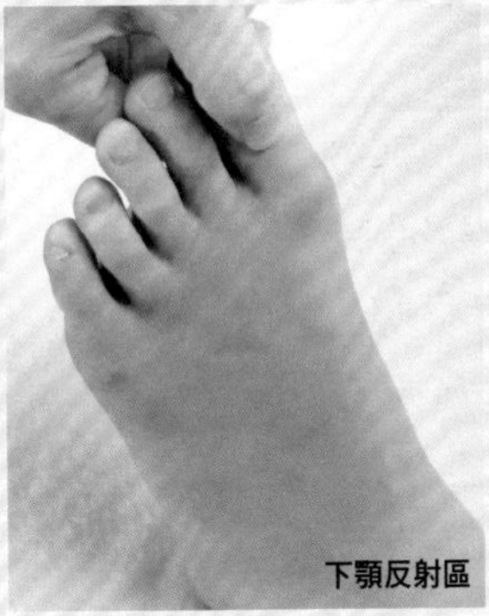

按摩作用

有助緩解上、下牙周病，牙痛、口腔潰瘍、頭痛及失眠等症狀。

②

以拇指點壓法施行於三叉神經反射區，以拇指點端施力、揉按約5次。

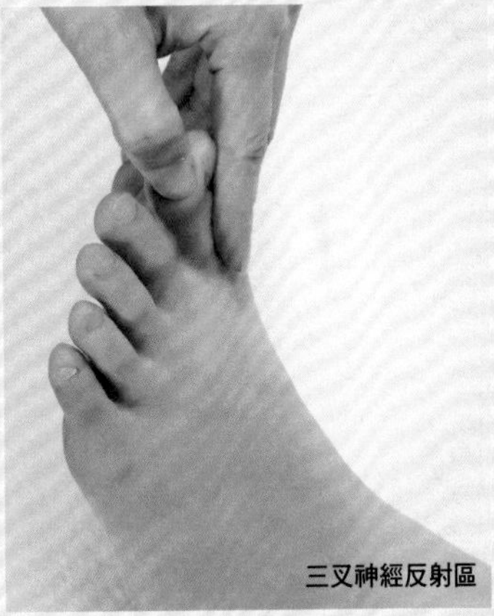

MASSAGE

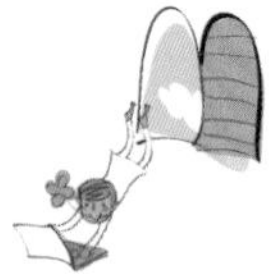

鼻炎

鼻炎是一種常見的鼻腔黏膜病症，除了鼻塞、鼻涕造成的不適及不方便之外，還可能會引起耳鳴、聽力減退、頭痛、失眠、無精打采等症狀。

按摩部位

鼻反射區位於雙足拇趾趾腹內側自趾甲的跟部到第一趾間關節前部。上身淋巴腺反射區位於雙足背外踝前，距骨、舟骨間形成下方的凹陷處。

注·意·事·項

建議曾經做過鼻部手術患者，鼻內尚有傷口尚未癒合者，應該要暫緩施行足部按摩，以免影響癒合速度。

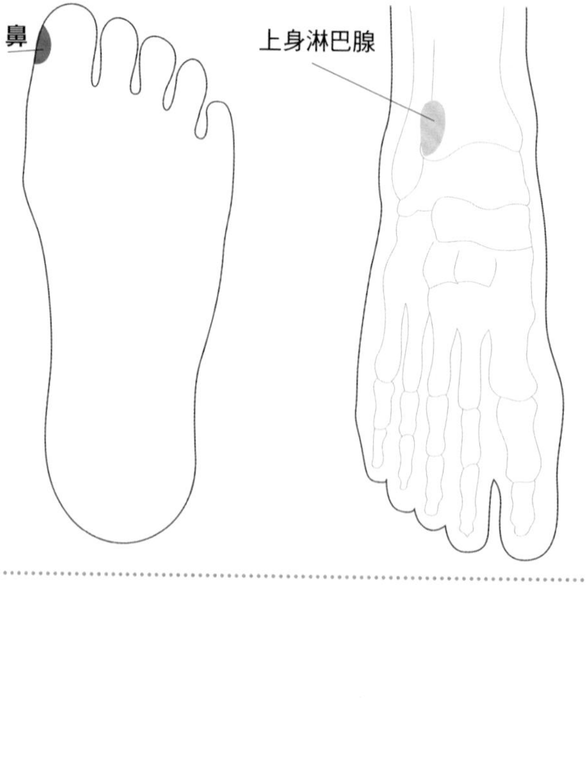

鼻炎

按摩方法

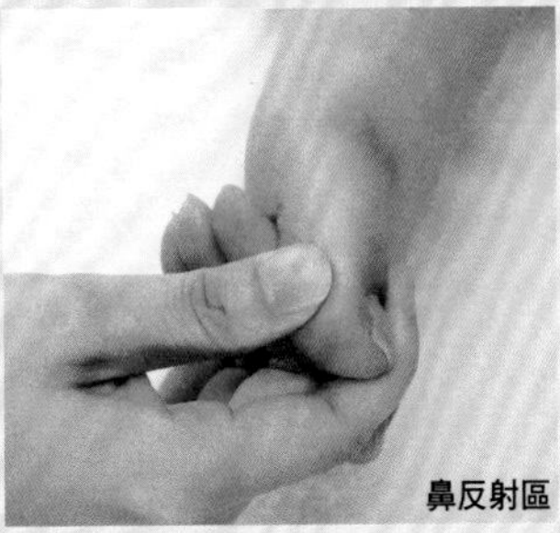

① 使用拇指點壓法，以稍緩節奏按壓鼻反射區，約5次。

② 以食指扣拳法按壓上身淋巴反射區，雙手食指第一指間關節頂點施力，同時按壓5次。

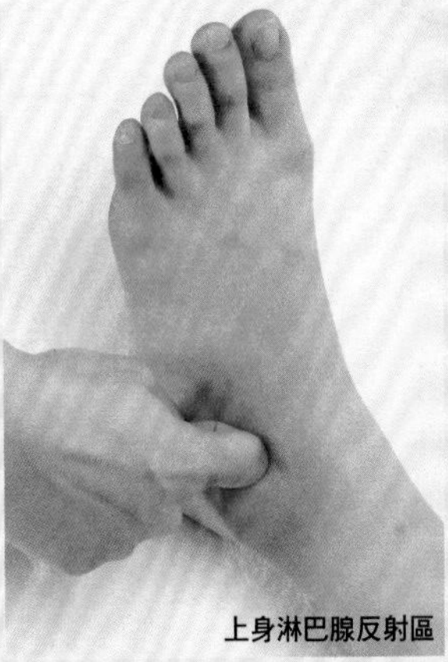

按摩作用

對於慢性鼻炎、鼻塞、上呼吸道疾病及各種發炎症狀有舒緩的效果。

③ 摩擦足心至局部發燙。

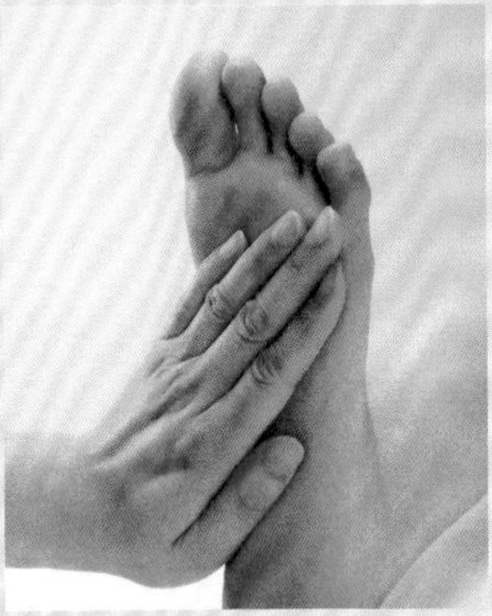

MASSAGE

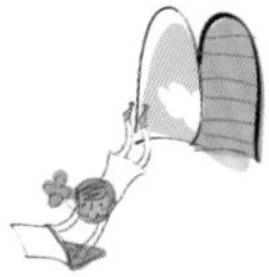

落枕

落枕常常發生在早晨醒來時，發生的原因很多，有可能是因為枕頭高度不恰當、硬度不對或是睡姿不正確等原因，造成頸部局部性因為整夜持續牽拉而受傷。

按摩部位

頸椎反射區位置在雙足拇趾趾跟的區域，第1、2趾骨節縫繞拇趾跟部一圈的位置。

注·意·事·項

應注意不宜推壓過度，如果平時就容易暈眩者，應該避免直接按壓頸椎反射區，宜先從腎臟及頭部反射區開始進行足部按摩。

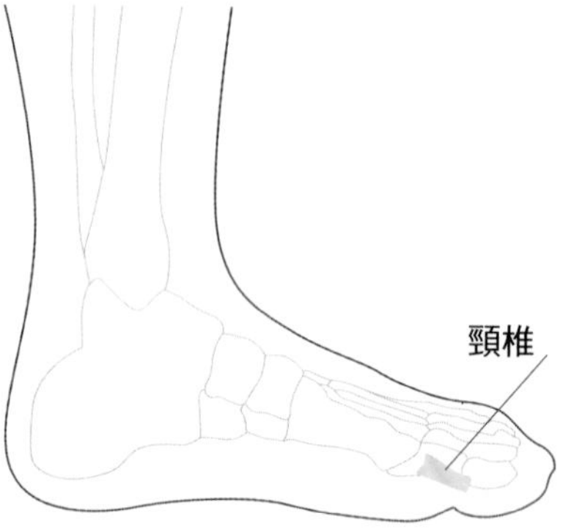

按摩方法

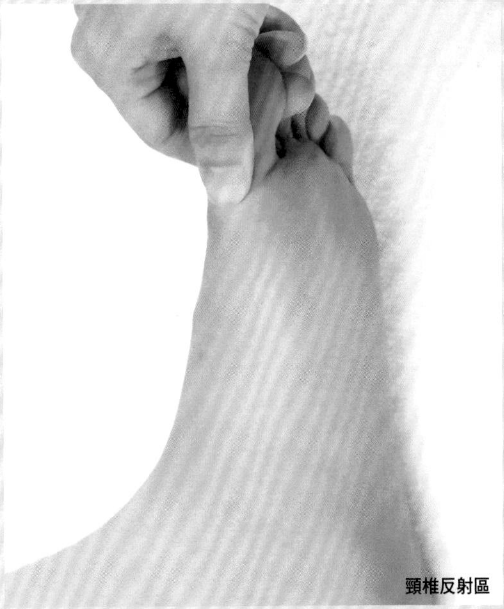

以拇食指鉗壓法按壓頸椎反射區約5次，每次約10秒。

按摩作用

對於頸部痠痛、頸部損傷、高血壓、落枕、頸椎病症、消化道疾病有緩解作用。

MASSAGE

腹瀉

現代人因為精神緊張、食物過敏、情緒壓力或是感冒等原因，常會引起大腸蠕動、分泌及吸收功能失調，導致腹瀉的症狀；另外，腸躁症的患者由於腸道收縮異常，也經常會有腹瀉的情形產生。

按摩部位

足部按摩部位以小腸、大腸反射區為主。小腸反射區位於雙足掌弓凹入處，大腸反射區包圍的部分。大腸反射區包括升結腸、降結腸、乙狀結腸及直腸反射區。

注·意·事·項

如果是因為食物中毒而引起腹瀉者，應該先就醫治療，再進行足部按摩，即可舒緩腹部的疼痛與不適。

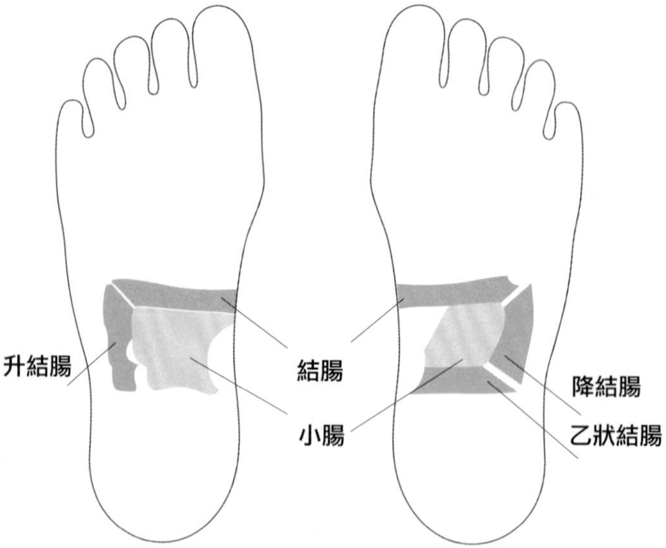

按摩方法

① 以食中指扣拳法施行於腳掌中央以下的小腸反射區，往腳跟方向滑壓10次，或按壓10秒。

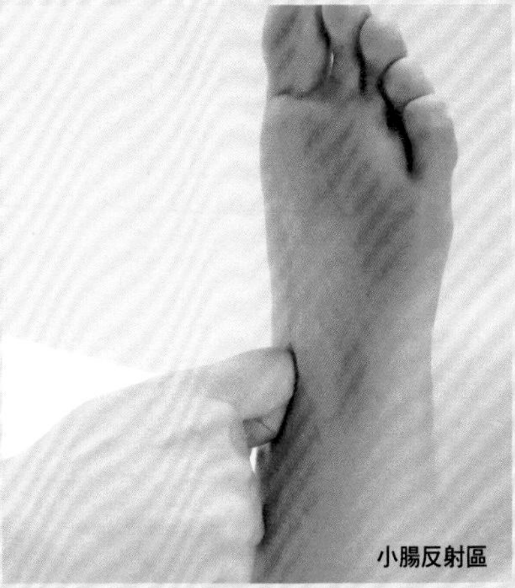

② 以食中指扣拳法按壓大腸反射區，一手握足背，一手食、中指關節施力，從足跟向足趾緩慢推按。

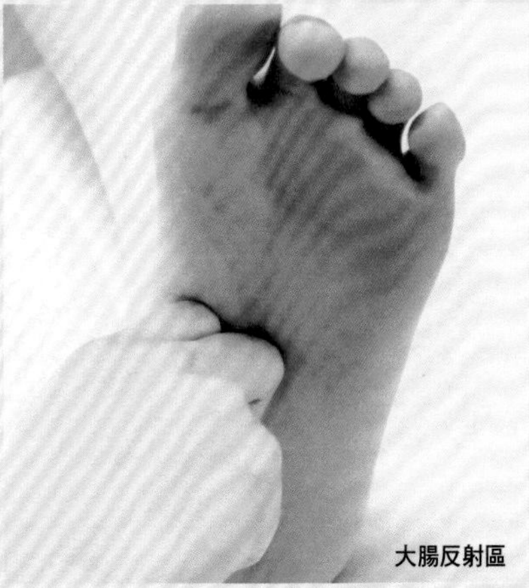

按摩作用

可緩解脹氣、腹痛、腹瀉、便祕，及急性、慢性腸炎等，還可調理腸胃、緩解焦慮症狀。

MASSAGE

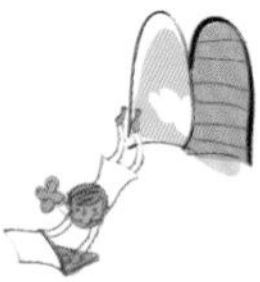

便祕

飲食不均衡、喝水過少、沒有運動習慣、壓力、緊張、生活作息不正常都會造成便祕。排便不順暢還容易引起情緒焦躁、皮膚粗糙、痔瘡等問題。

按摩部位

主要以大腸、小腸反射區與腹腔神經叢反射區為足部按摩範圍。腹腔神經叢反射區位於腎與胃反射區周圍，足掌中心區。

注·意·事·項

進行足部按摩之後，每天應該要補充足夠的水分及纖維質，幫助通便順暢，避免毒素累積於腸道。

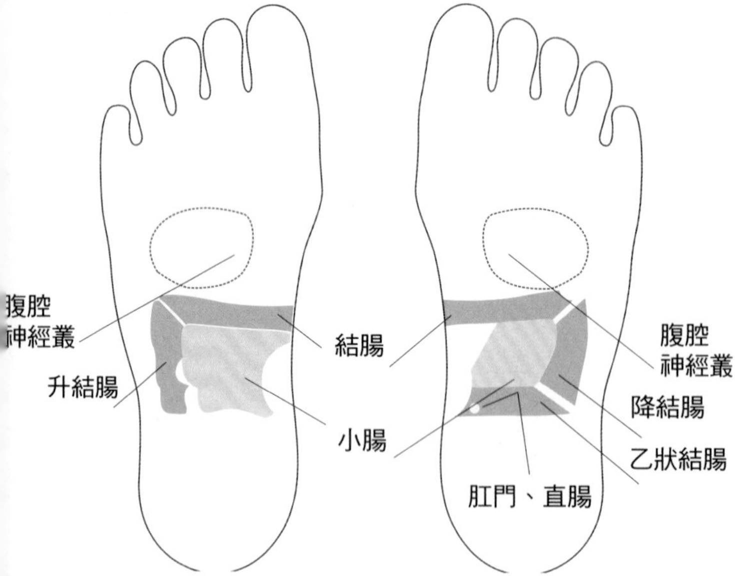

按摩方法

1

以拇指腹強力點壓法刺激大腸、小腸反射區以及直腸反射區，從足趾到足跟推按，每次10秒，來回進行5次。

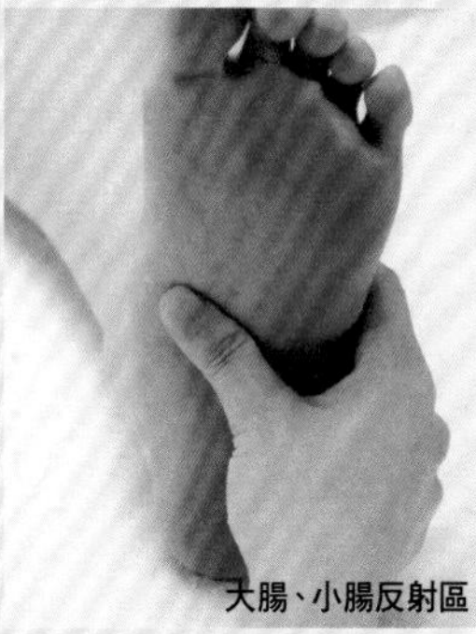

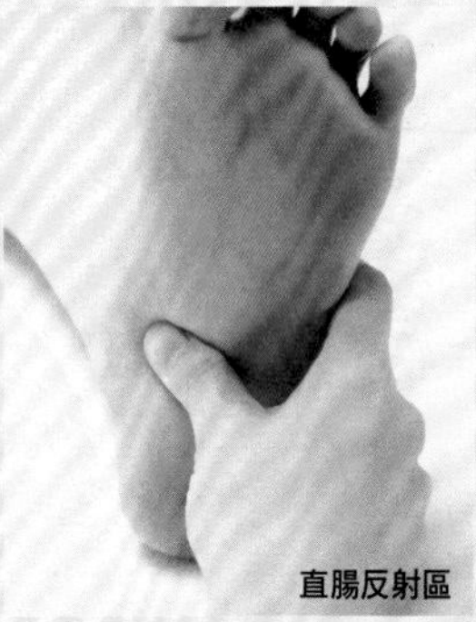

按摩作用

調理腸胃、消腹脹，還能改善腹瀉、疲倦、急慢性腸炎、胸悶、煩躁等。

2

以雙拇指推按法施行於腹腔神經叢反射區，雙拇指推按法沿著腎邊緣推按，進行5次。

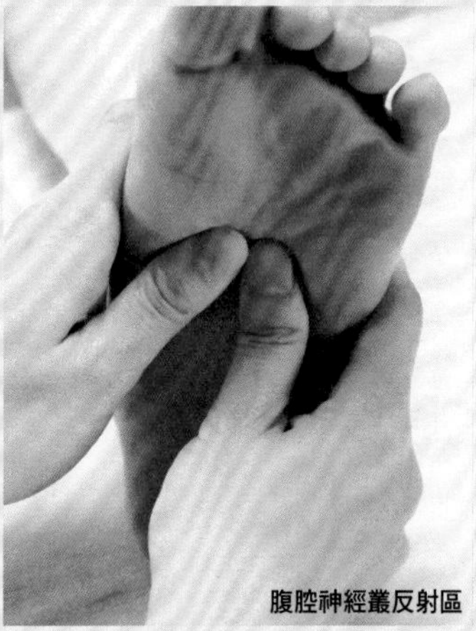

MASSAGE

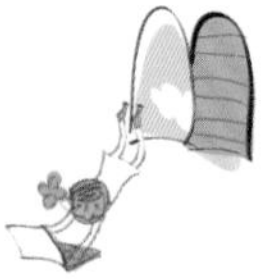

中暑

中暑是指在高溫之下，人體調節體溫的功能失調，引起中樞神經和循環系統障礙，是一種急性疾病。除了外在高溫環境之外，烈日曝曬、工作過度、睡眠不足都是中暑的誘因。

按摩部位

湧泉穴，位於腳底中間凹陷處，在足掌的前三分之一處。昆崙穴位於外踝與跟腱之間的凹陷之中。

注·意·事·項

中暑者應該採少量、多次飲水，每次不宜超過300cc，也不宜進食生冷瓜果及油膩的食物。

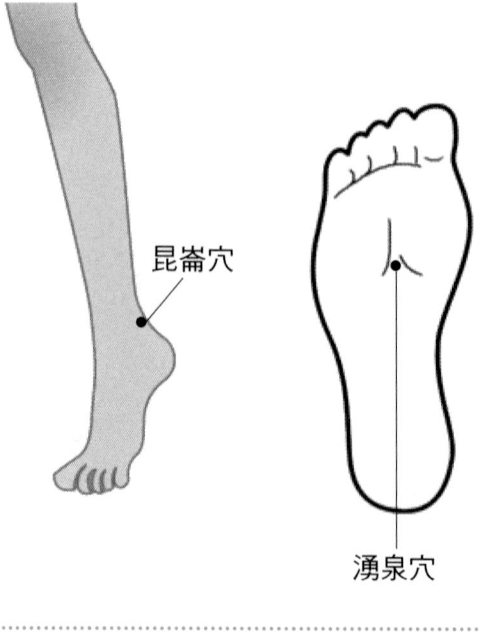

按摩方法

①

以拇指點壓腳底板中央的湧泉穴，施行3分鐘。

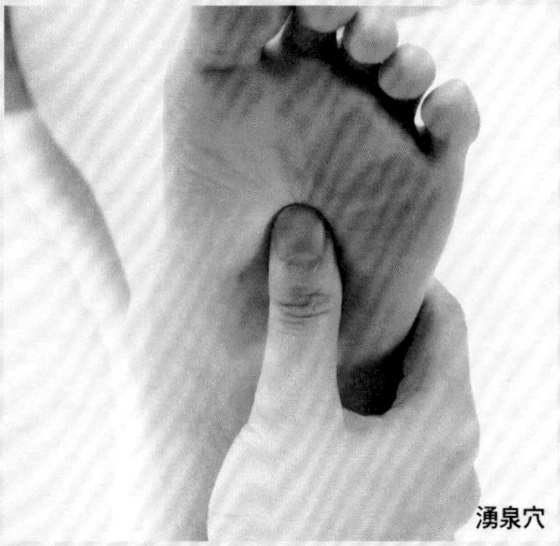

②

以拇指點壓腳跟後側凹處的昆崙穴，施行3分鐘。

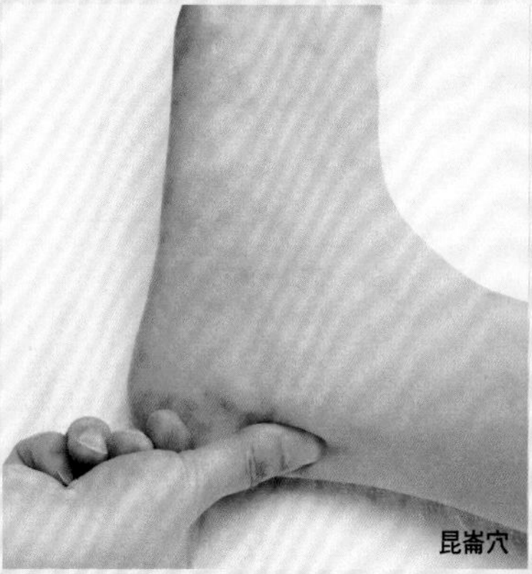

按摩作用

主要緩解頭痛、兩目眼花、昏厥，還可預防暈眩、甲狀腺腫大等。

MASSAGE

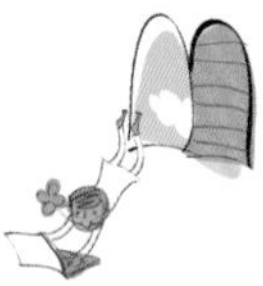

消化不良

消化不良起因有可能是食物因素、飲食過度或是外感病毒所引起腸胃的消化功能障礙。除了會造成上腹部不適、飽脹，還會造成胸悶、影響睡眠等症狀。

按摩部位

大腸反射區、胃、十二指腸及肝臟反射區，以及下身淋巴腺反射區。下身淋巴腺反射區位於距骨、盤骨間形成下方的凹陷處，在雙足背內踝處。

注·意·事·項

進行改善消化不良的足部按摩過程中，極有可能會造成排氣現象，屬於正常反應。

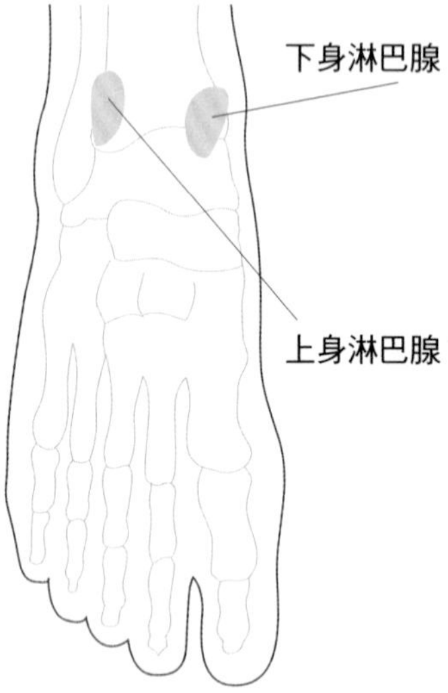

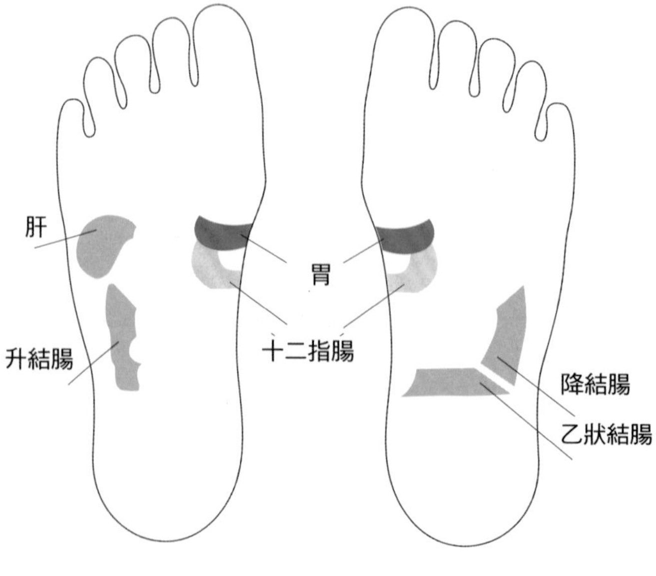

按摩方法

①

以拇指點壓法按壓大腸反射區，施行5分鐘。搭配按壓胃、十二指腸及肝臟反射區。

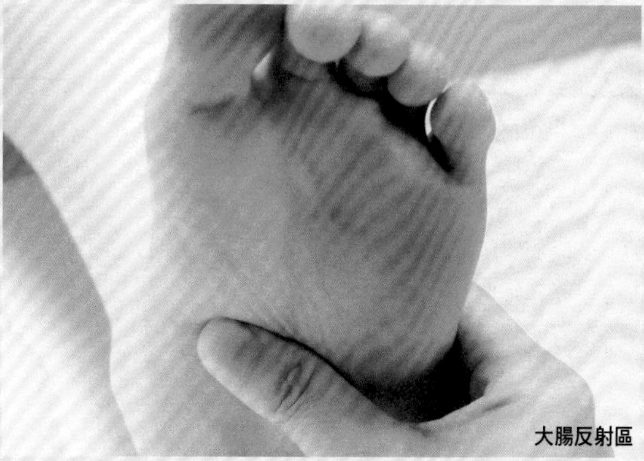

按摩作用

適用於腸胃不適、消化不良、食物中毒等症狀。

②

推擦足底正中線，以及點壓上身淋巴腺、下身淋巴腺反射區來加強。

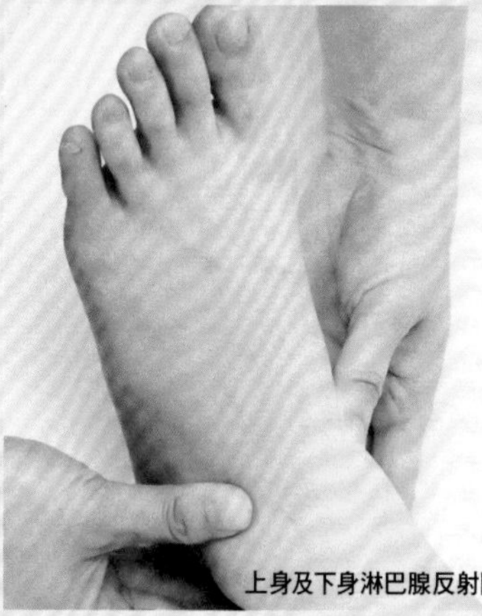

MASSAGE

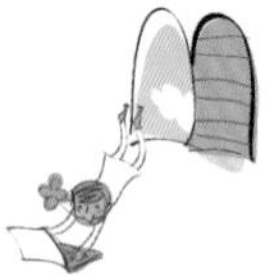

耳鳴

耳鳴通常是因為壓力造成自律神經失調，造成耳部血管收縮、血液供應不良，也可能又或者是因為感冒引起的耳神經周遭組織腫脹，而影響聽覺狀況。

按摩部位

耳反射區位於雙足第4、5趾跟部，包括足掌、足背面兩個位置。內耳迷路反射區位於雙足背第4、5蹠骨間凹陷較深的部位，稍靠近前面。

注·意·事·項

多運動加上攝取均衡的營養，可以使人心情放鬆，舒緩緊張的壓力，也可以避免許多因為文明病所造成的身體不適。

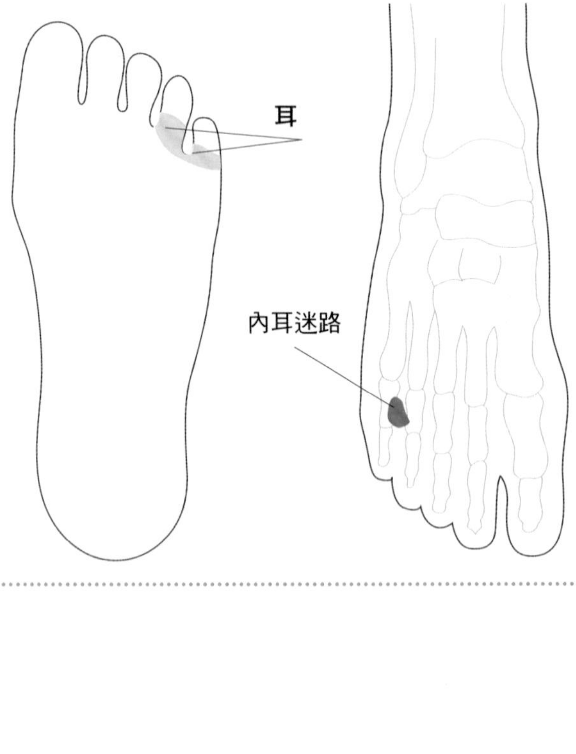

按摩方法

① 以雙拇指推按法推按耳部反射區，在足底趾跟部、橫紋處，按壓5次。

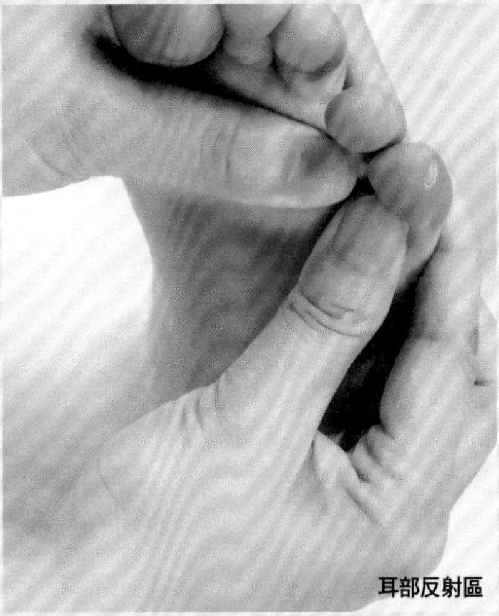

耳部反射區

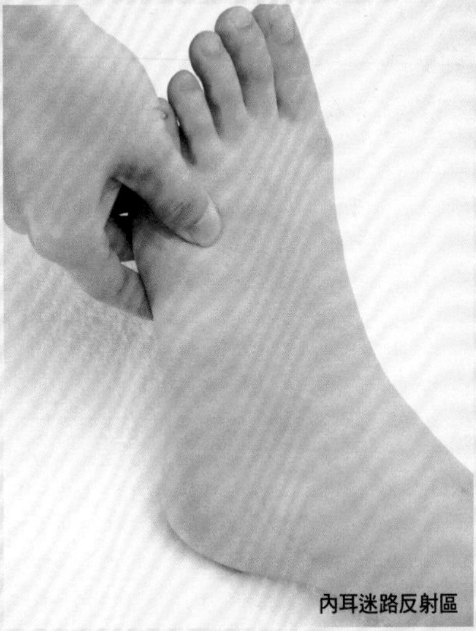

內耳迷路反射區

② 以拇指點壓法施行於內耳迷路反射區，捏壓5次。

按摩作用

改善耳痛、重聽、暈眩、中耳炎，還有平衡障礙以及梅尼爾氏症。

MASSAGE

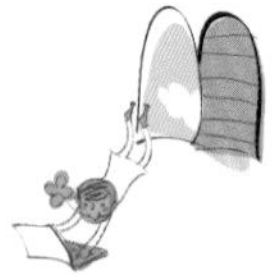

口臭

口臭有可能是因為牙周病、牙齦炎等口腔疾病，或是因為胃炎、消化不良導致食物堆積在腸胃中而產生；此外，現代人因為常常待在冷氣房中，排汗較少、飲水量不夠，容易引起肝及胃火旺盛，而造成口臭。

按摩部位

可以拇指強力按壓上巨虛穴來冷卻胃熱，並搭配按摩肝臟反射區。上巨虛穴位於小腿前外側，距離脛骨前緣一橫指的位置；肝臟反射區位於右足掌第4、5蹠骨間肺部反射區後方的重疊區域。

注·意·事·項

多攝取清熱利濕的食物，像是西瓜、冬瓜、梨子、綠豆、薏仁，及富含維生素C的柑橘類。少吃或不吃容易上火的龍眼、荔枝、榴槤，或麻辣鍋、羊肉等。

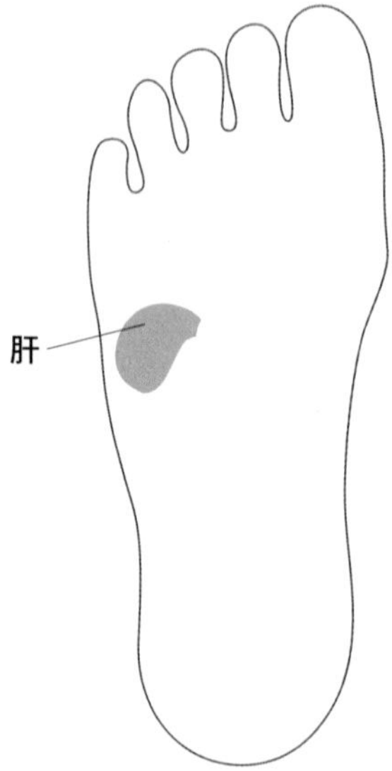

按摩方法

① 以拇指點壓法，按壓上巨虛穴，每次10秒，施行約5次。

② 以食指扣拳法按壓肝臟反射區，由腳趾向腳跟方向定點施力10秒，約5次。

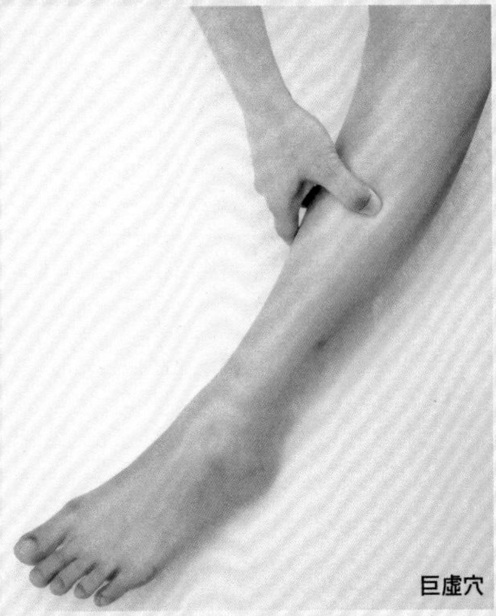

巨虛穴

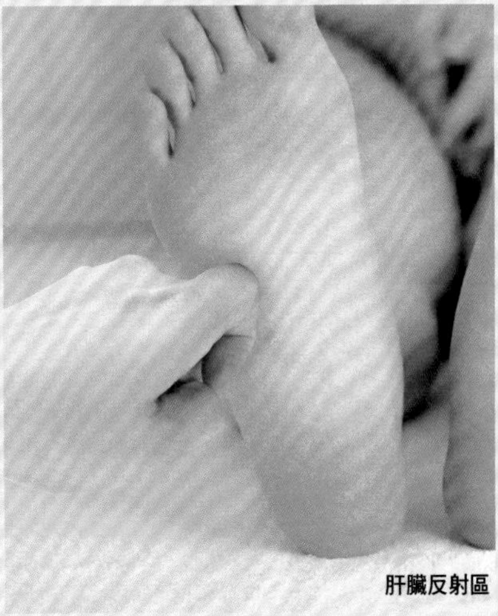

肝臟反射區

按摩作用

活化肝臟功能，強化肝臟解毒功能、舒緩失眠、消化不良等症狀。

MASSAGE

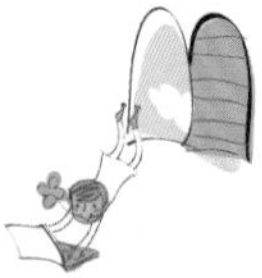

白髮

根據中醫的說法，血虛和腎虛都有可能導致白髮和掉髮。現代人壓力過大、過度減肥或是營養失衡，也都會造成白髮及掉髮的現象。

按摩部位

腦下垂體反射區位於雙拇趾趾腹的中央。腹腔神經叢位於腎臟與胃反射區周圍，足掌中心區域。

注·意·事·項

1. 正在接受化療的癌症患者易導致掉髮，如果在此期間施行足部按摩，手法更要緩和、輕柔。
2. 多食用何首烏、黑芝麻，以及含有鐵質的豆類、牡蠣、菠菜、葡萄乾、瘦牛肉等。

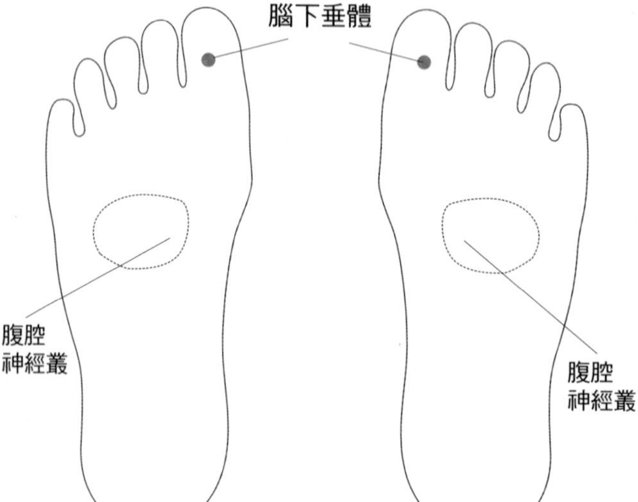

白髮

按摩方法

① 以拇指點壓法按壓雙腳掌中心腹腔神經叢強韌的肌肉群部位，以由上往下滑動的方式施行5次，或是在定點施力10秒鐘。

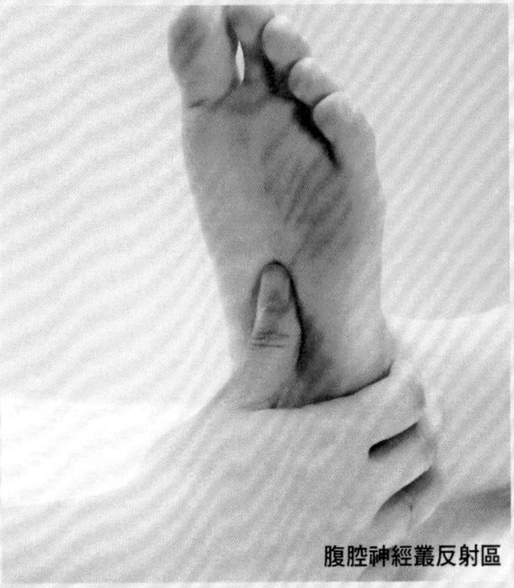

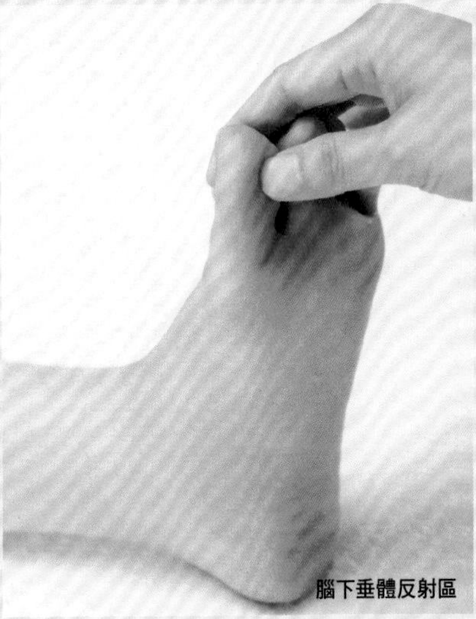

② 以拇指點按法按壓腦下垂體反射區，約5分鐘。

按摩作用

促進內分泌系統的平衡、緩和更年期症狀，並可促進改善腸胃病、焦慮、壓力過大等情形。

MASSAGE

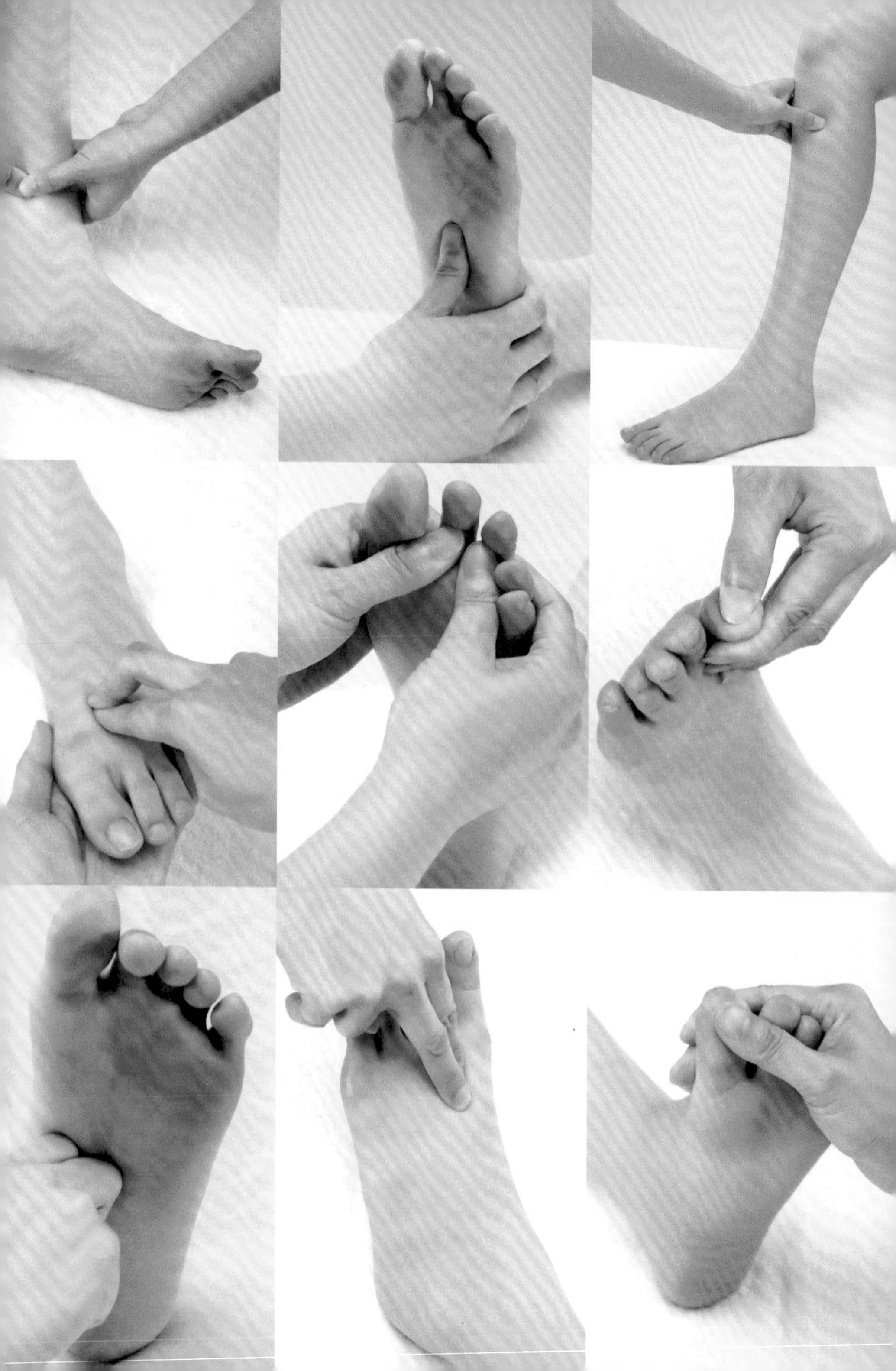

PART 4

愛美麗 足部按摩DIY

想變美變漂亮，不需要脈衝光，不需要微整型，更不用抽脂、除紋，只要按對足部穴道，輕輕鬆鬆也能變美麗。

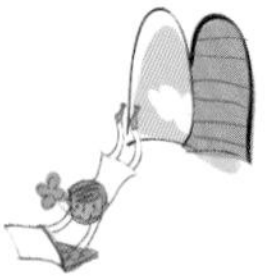

瘦臉

除了天生的骨架之外，大臉的原因有可能是因為臉部浮腫或脂肪堆積。好不容易減去下半身的贅肉，或是腰部的脂肪，卻因為臉部過大而使得體型看起來變大，相信有不少人有這樣的困擾，透過足部按摩，即可改善這樣的情況。

按摩部位

脾臟反射區位於左足掌第4、5蹠骨之間稍微靠後方，心臟反射區後一橫指處的區域。腎臟反射區則位於雙足掌第1蹠骨與蹠趾關節間形成人字形交叉凹陷處稍微靠後的區域。上身淋巴反射區位於距骨、舟骨間形成的下方凹陷處，在雙足背外踝前。

注·意·事·項

搭配推壓五根腳趾及針對臉部精明穴進行按摩，會有更好的效果。

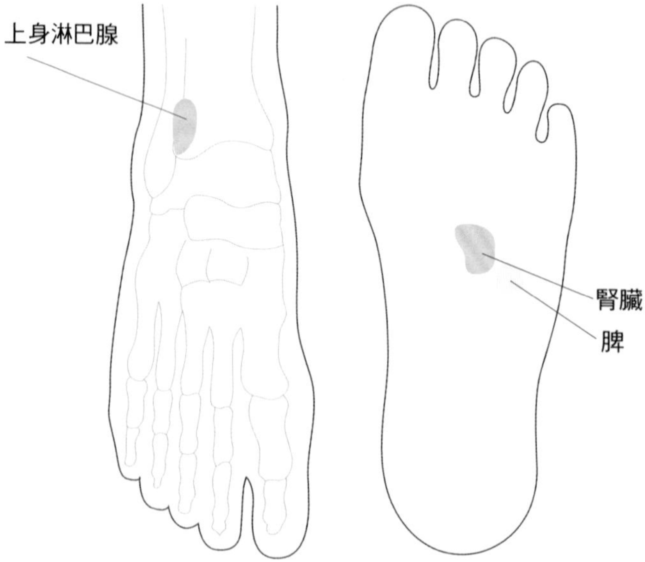

按摩方法

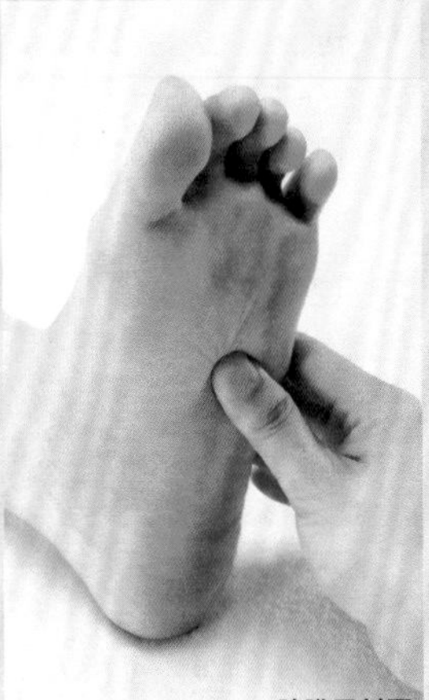

脾臟反射區

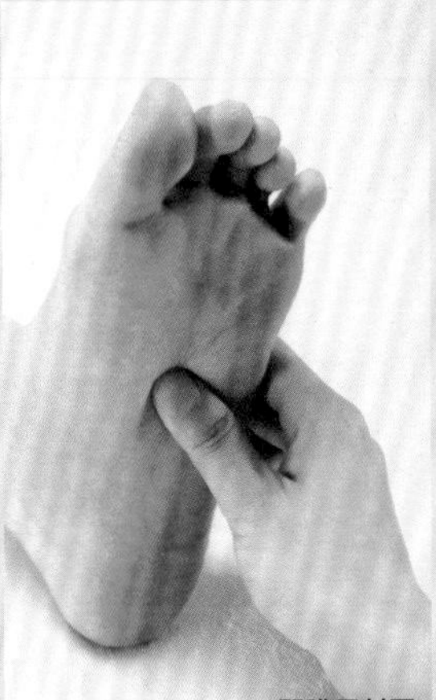

腎臟反射區

① 以拇指指腹點壓脾臟、腎臟反射區，施行推壓5次，每次約10秒。

② 使用食指扣拳法施行於上身淋巴反射區。雙手食指第一指關節頂點施力，同時進行10次按壓。

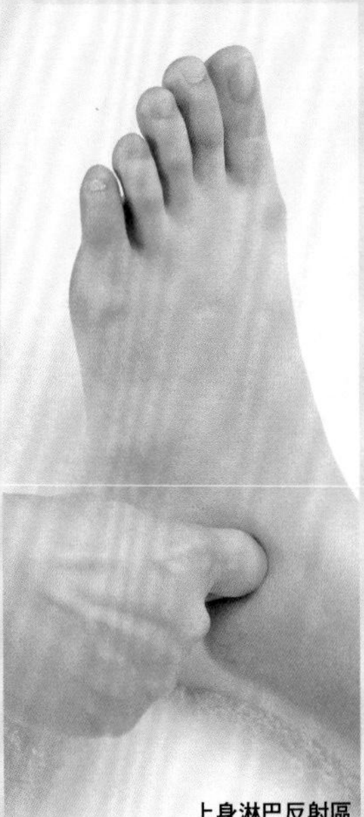

上身淋巴反射區

按摩作用

去除水腫，改善全身循環障礙、預防帕金森綜合症等。

MASSAGE

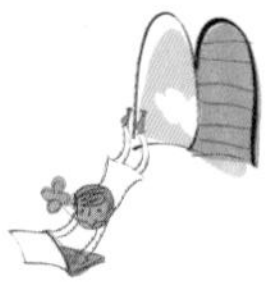

消去蘿蔔腿

之所以會有蘿蔔腿，可能是遺傳而來的體型、體質容易下肢水腫、皮下脂肪層過厚、小腿後側肌肉發達、全身肥胖，或穿著高跟鞋或行走超過六小時、工作時必須長時間站立等等，只要勤加按摩，就可以和蘿蔔腿說再見喔！

按摩部位

針對小腿部的淋巴腺反射區進行按摩，可以舒緩各種造成小腿腹腫脹的原因。

注·意·事·項

搭配按壓腎臟反射區可加強效果。另外，進行足部按摩時，不宜速度過快或用力過度，以免造成瘀青或血管破裂。

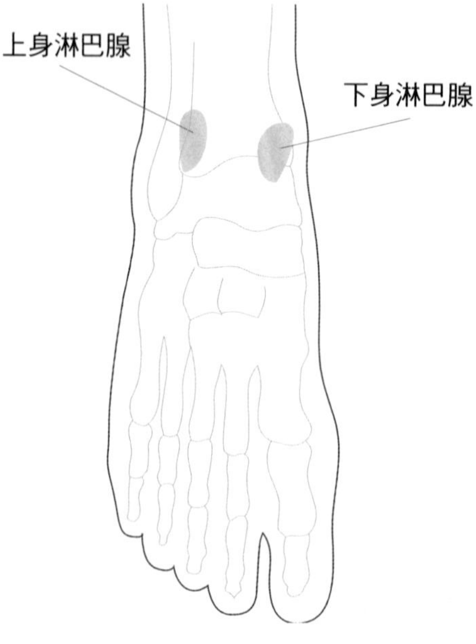

按摩方法

① 先以拇指指腹點壓小腿前側的上身淋巴腺反射區及下身淋巴腺反射區。

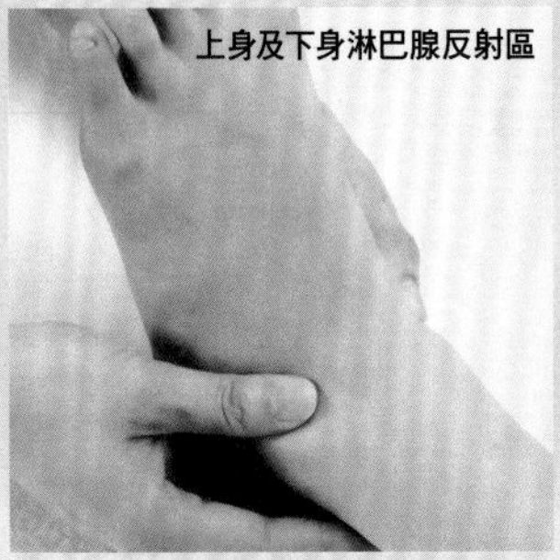

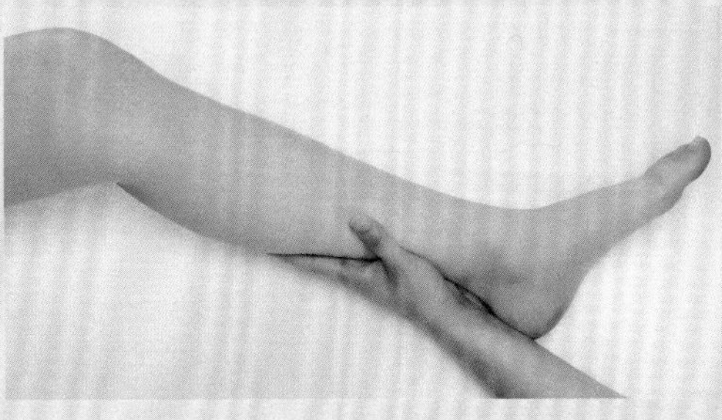

② 將拇指指腹貼於小腿前骨內側，由腳踝朝膝蓋方向往上推壓5次，每次10秒。

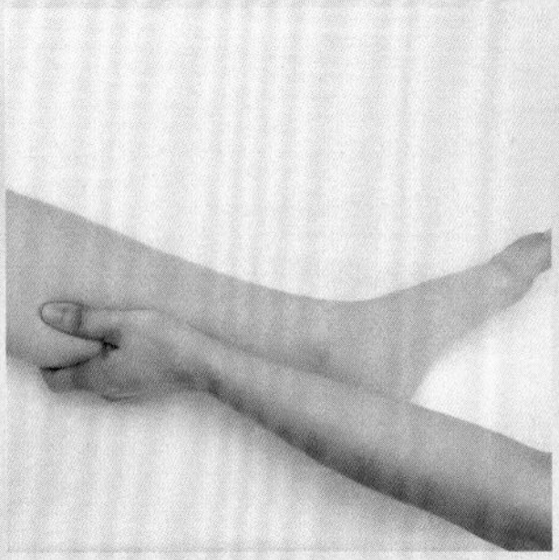

③ 接著以雙手從腳踝朝膝蓋方向抓捏小腿，揉捏小腿內側的脂肪。

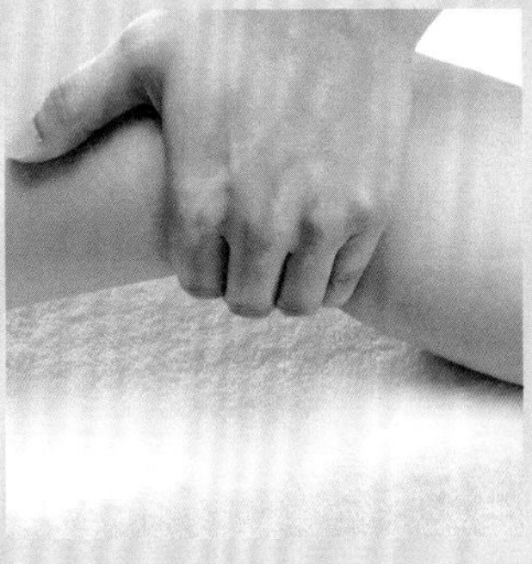

④ 最後以拇指腹按壓膝蓋後側每個部位，每個部位按壓約3秒。

按摩作用

促進小腿部位的淋巴循環及血液循環、排除體內毒素，改善腎功能、動脈硬化、水腫等症狀。

MASSAGE

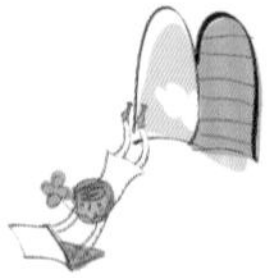

消除黑眼圈

黑眼圈形成的原因有幾種，像是睡眠不足而造成皮下靜脈充血；過敏性鼻炎或是氣喘患者，因為色素沉澱所造成；還有就是眼皮的皮膚角質化。除了使用保養品之外，進行足部按摩也可以徹底地去除導致黑眼圈的原因。

按摩部位

位於足掌第4、5蹠骨間肺反射區的後方重疊區域的肝臟反射區。腎臟反射區則位於雙足掌第一蹠骨與蹠趾關節間形成人字形交叉凹陷處稍微靠後的區域。

注‧意‧事‧項

維持良好的睡眠品質，注意睡眠環境的舒適，加上適度的運動，定時做足部按摩保養，才會有相輔相成的效果。

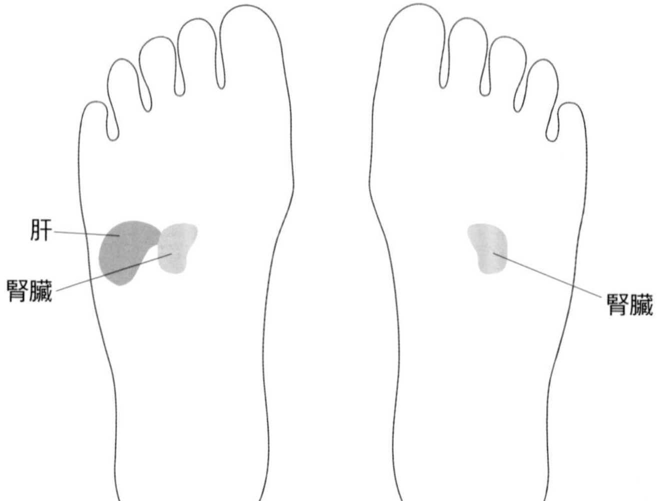

按摩方法

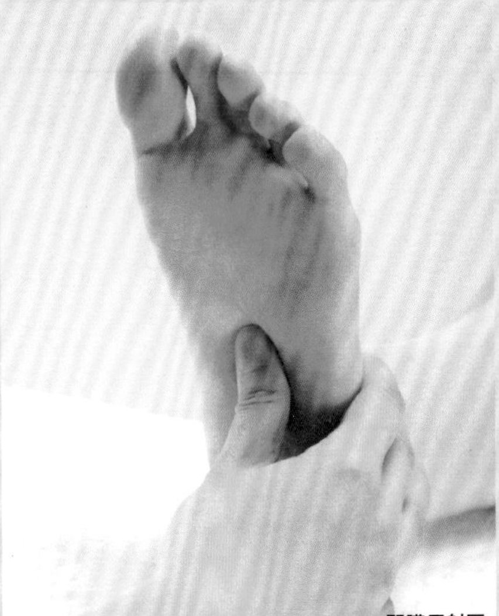
腎臟反射區

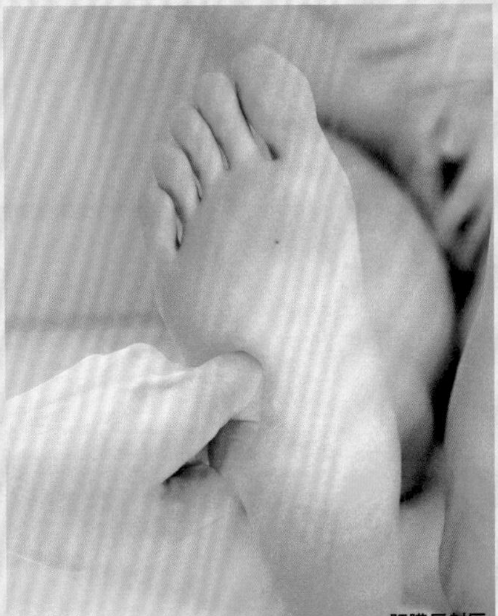
肝臟反射區

以拇指指腹點壓腎臟反射區；以食指扣拳法按壓肝臟反射區，施行各5次，每次約10秒；若搭配按摩臉部淋巴腺反射區，即可強化效果。

按摩作用

對於血液循環、安定情緒有幫助，還能改善腎上腺皮質功能亢進或低下，預防動脈硬化、貧血、靜脈曲張等症狀。

MASSAGE

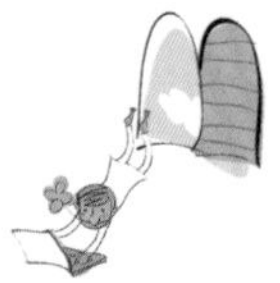

美麗肌膚

肌膚的狀況與心情有很大的關係，如果肌膚暗沉又有許多問題，那麼一整天的情緒可能都會受到影響。像是熱戀中的女性常常擁有美麗又富光澤的肌膚，這就和荷爾蒙的分泌有密不可分的關係。

按摩部位

施行足部按摩於上身及下身淋巴腺反射區。上身淋巴腺反射區位於距骨、舟骨間形成下方的凹陷處，在雙足背外踝處。下身淋巴腺反射區位於距骨、盤骨間形成下方的凹陷處，在雙足背內踝處。

注·意·事·項

可搭配按壓生殖腺、腦下垂體及甲狀腺反射區，以拇指用力按壓腦下垂體及甲狀腺反射區可以幫助油性、乾性肌膚保持水潤。

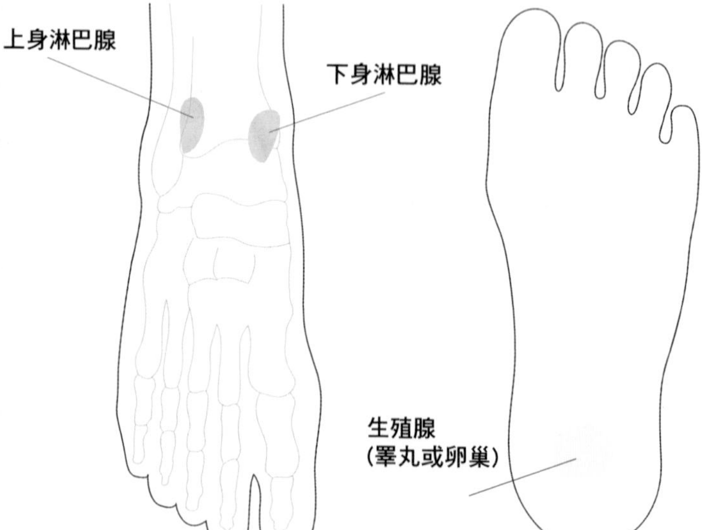

按摩方法

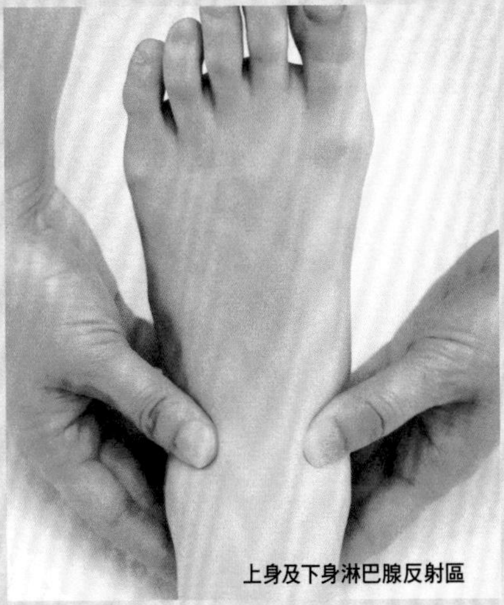

上身及下身淋巴腺反射區

① 以拇指指腹點壓內外踝關節前方的上身及下身淋巴腺反射區5次，每次10秒。

② 以食指扣拳法時常按壓靠近腳後跟的足底及兩側的主子宮、卵巢等生殖腺反射區，具有加強內分泌的平衡、美容養顏的功效。

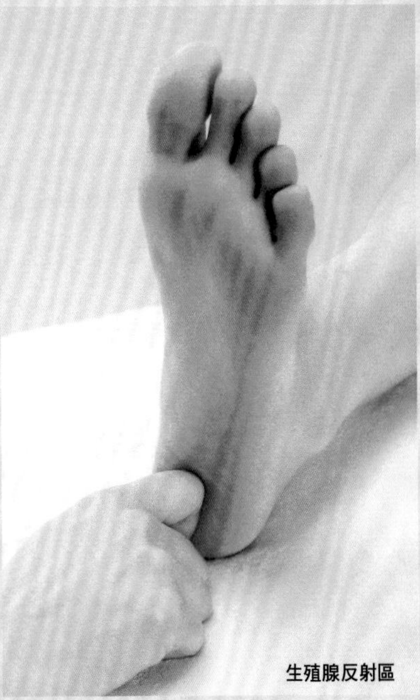

生殖腺反射區

按摩作用

排除體內老舊廢物，預防肌膚受到疾病的侵襲，調整荷爾蒙分泌，使肌膚保持美麗潤澤。

MASSAGE

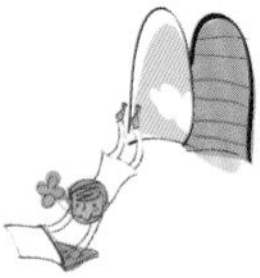

去斑

常曝曬陽光的人較容易產生黑斑，尤其是肝斑、雀斑，常常會在曝曬後急速增加。另外，女性在月經週期、懷孕期間、疲倦或睡眠不足時，黑斑都會比較嚴重。

按摩部位

腎上腺反射區位於足掌第2、3蹠骨近端，相當於足掌人字型交叉凹陷處。大腦反射區則位於雙足拇趾的趾腹掌面全部區域。

注·意·事·項

美白必須要多方面下工夫，除了平時足部按摩的保養之外，還要防曬，避免食用光敏感食物，就能獲得改善。

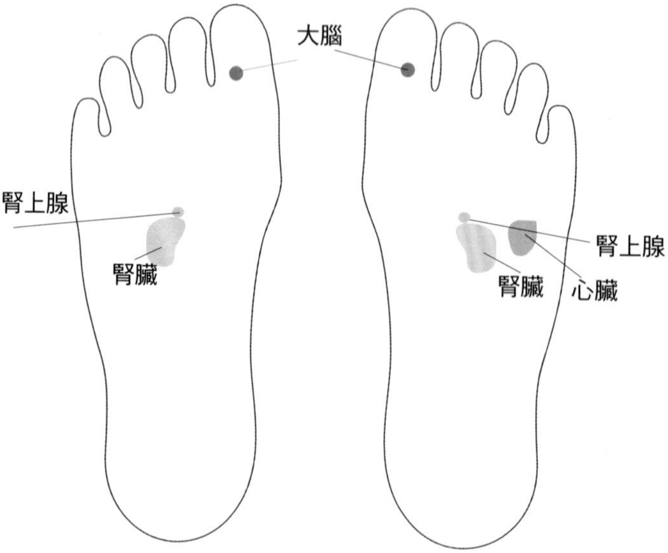

按摩方法

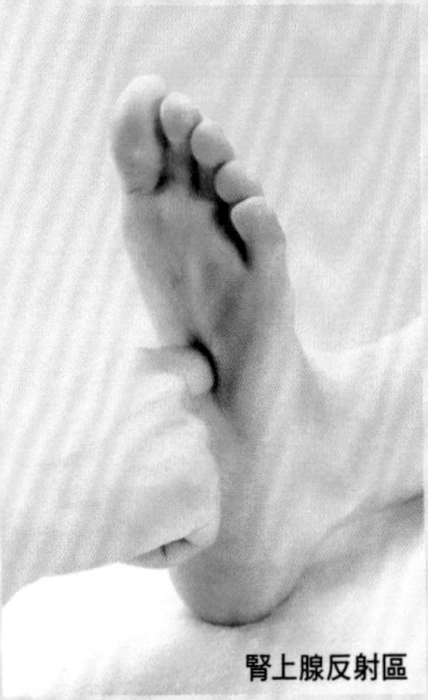

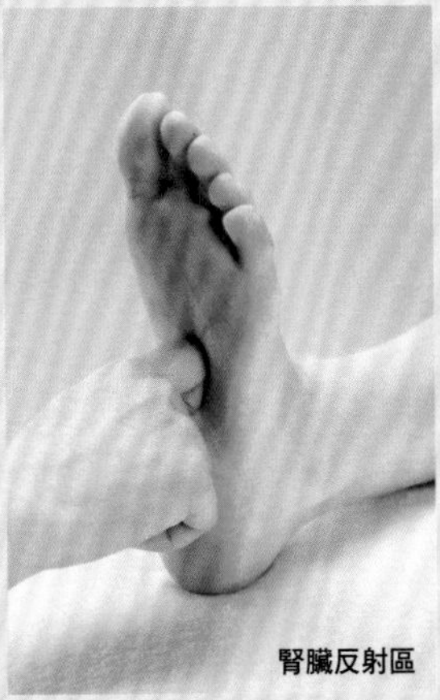

① 以食指扣拳法施行於腎上腺反射區、腎臟反射區，定點按壓約10次，每次按壓約5秒。

② 以食指扣拳法加強按壓心臟反射區，也就是一手握足背，一手食指關節從跟部向足趾方向前進，每次進行5次。

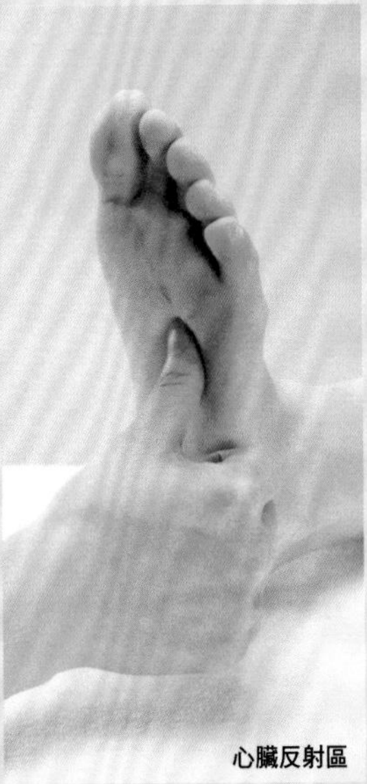

按摩作用

增進氣血循環，增進皮膚光滑，改善心律不整、昏厥、氣喘及關節炎等症狀；還能排毒、促進代謝，達到肌膚白皙、明亮的功效。

MASSAGE

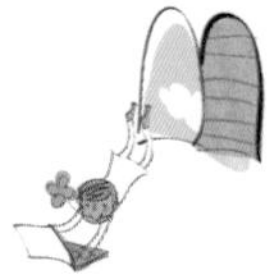

去除青春痘

青春痘的成因大多為皮脂分泌過度旺盛，造成毛孔阻塞、內分泌失調，或是因為生活作息異常不規律，是愛美者的困擾。而青春痘若是經過不當的擠壓，很容易就留下疤痕或造成凹洞。

按摩部位

腎上腺反射區位於足掌第2、3蹠骨近端，相當於足掌人字型交叉凹陷處。大腦反射區則位於雙足拇趾的趾腹掌面全部區域。生殖腺反射區位於雙足掌的跟骨中央深凹部位。

注·意·事·項

要注意調節飲食起居，禁食辛辣、刺激性食物。也可以搭配按壓胃及循環系統相對應的反射區。

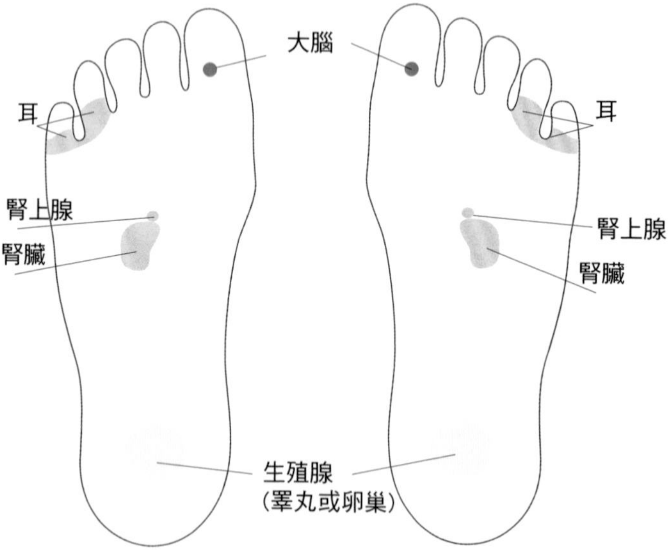

去除青春痘

按摩方法

① 從拇指根部向指尖滑動，以双拇指按壓法按壓耳部反射區約5次，每次約10秒，亦可以輪流按壓五根腳趾，可以促進臉部皮下血液循環。

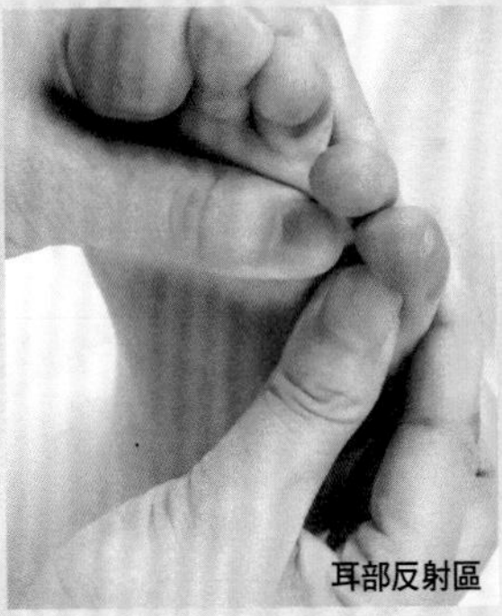
耳部反射區

② 以食指扣拳法按壓於腎上腺反射區、腎臟反射區，定點按壓約10次，每次按壓約5秒。

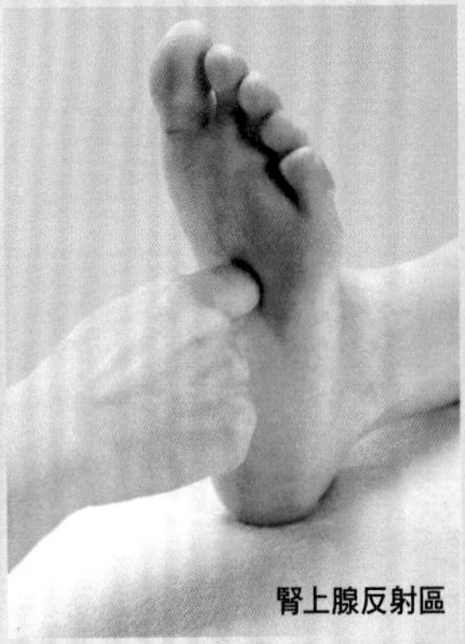
腎上腺反射區

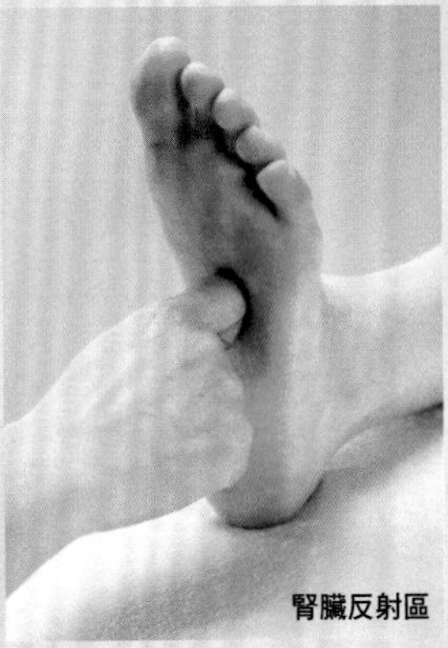
腎臟反射區

③ 以食中指扣拳法施行於生殖腺反射區。也就是一手托足跟，一手食、中指第一指間關節頂點施力，垂直定點緩慢按壓。

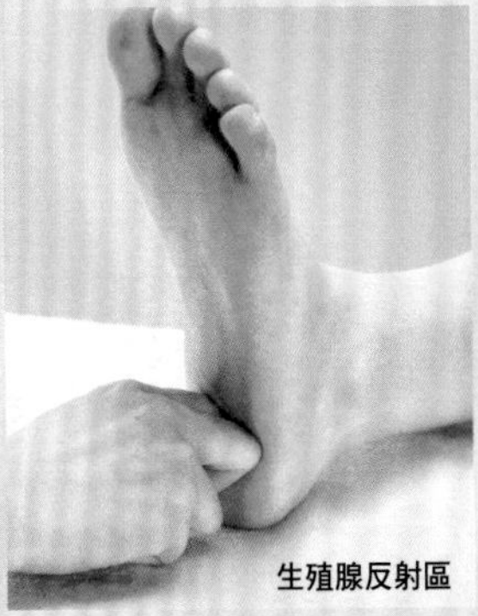
生殖腺反射區

按摩作用

促進臉部皮下血液循環，預防臉部皮膚病變、斑點、臉色暗沉。

MASSAGE

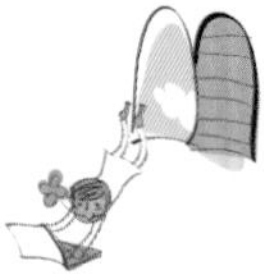

胸部up up

愛美是女人的天性，擁有美好的胸型，更是現代女性努力追求的。以往大家都說要喝青木瓜四物飲，也有人強調按摩胸部創造美好胸型，如今，只要以足部按摩的方式，即可刺激胸部的生長，使胸部尖挺。

按摩部位

乳房反射區位於雙足背第2、3、4蹠骨之間的區域。胸部淋巴腺反射區位於雙足背第1、2蹠骨間縫深處，呈條狀的區域。

注·意·事·項

要擁有美麗胸型，建議搭配針對胸部塑型的運動，就會有更好的效果。

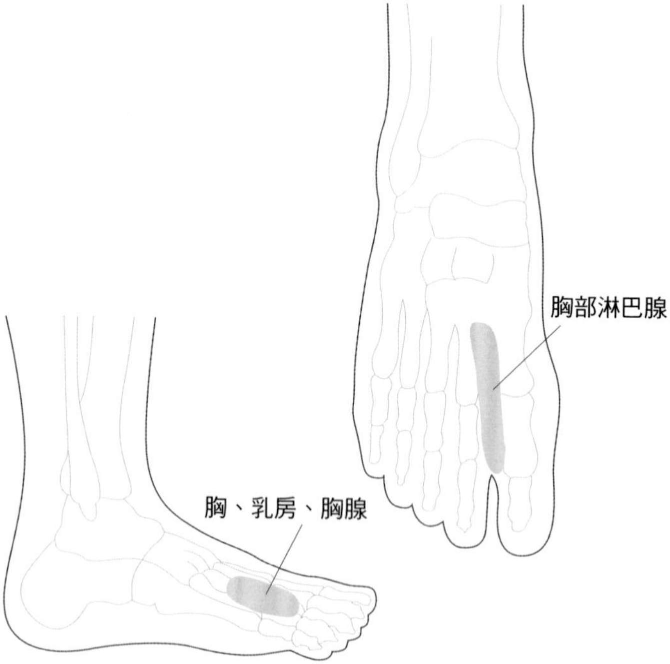

按摩方法

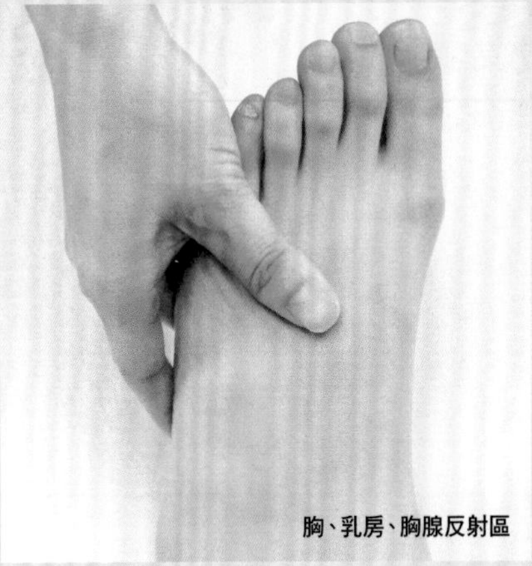

胸、乳房、胸腺反射區

① 以拇指指腹輕緩點壓胸、乳房、胸腺反射區，也就是雙腳腳背第2、3、4蹠骨所形成的區域，施行5次，每次10秒，由腳趾向腳背方向動作。

按摩作用

增進胸部血液循環，避免形成乳房、胸部腫塊，提高免疫力、預防乳腺疾病。

② 以拇指點壓法施行於胸部淋巴腺反射區，中指端相輔、食指端捏壓施力，沿第1蹠骨外側向足趾捏按5次。

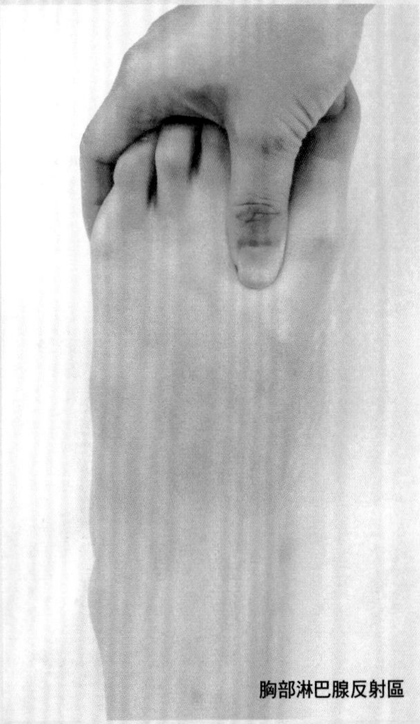

胸部淋巴腺反射區

MASSAGE

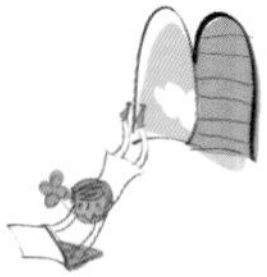

瘦小腹

因為攝取過多的脂肪，運動量不足以消耗多餘的熱量，過度飲食及少運動是現代生活方式造成脂肪累積的最大原因；其他像是遺傳、心理、生理因素都和肥胖息息相關，像是睡眠不足、內分泌失調、濫用藥物都會引起肥胖。

按摩部位

甲狀腺反射區，位於雙足掌第1蹠骨至第2蹠骨關節之間的凹陷處；以及雙足底第1蹠骨與第2蹠骨之間彎向遠端呈帶狀的大區域。腦下垂體反射區位於雙足拇趾趾腹的中央。

注·意·事·項

1. 搭配健康的飲食習慣，選擇優質蛋白質像是瘦肉、魚類，還有不飽和脂肪酸油類像是橄欖油、葵花子油等。
2. 進行足部按摩時，應該掌握正確的按摩方式，以免因為施力過當而造成骨膜炎。

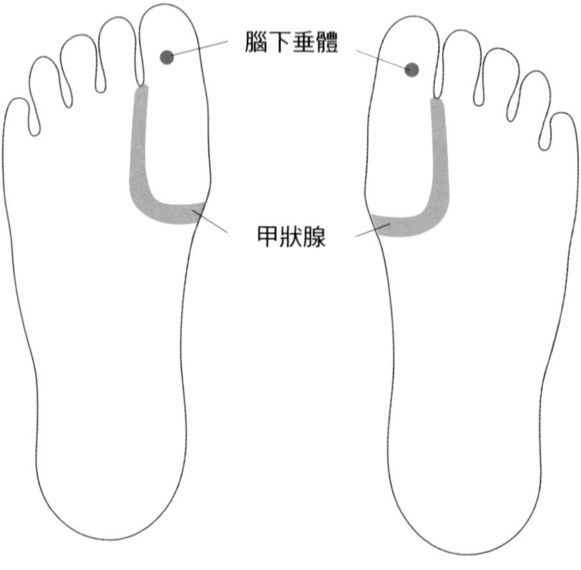

瘦小腹

按摩方法

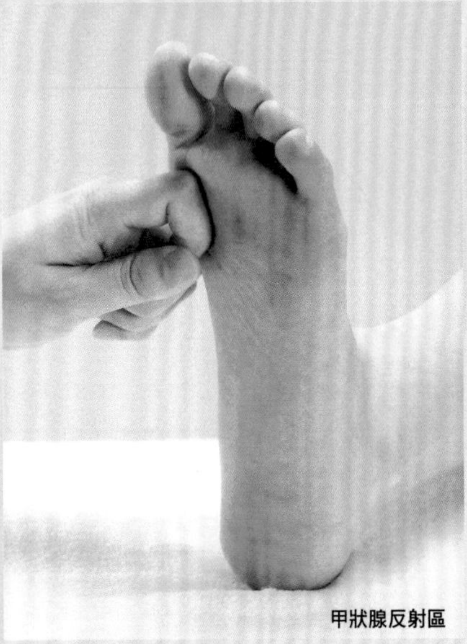

① 以食指橫按法按壓甲狀腺反射區施行5次。

② 以拇指點壓法按壓腦下垂體反射區，以一手四指挾足背以固定腳拇趾，手腕輕抬施力深入按壓或揉按5次。

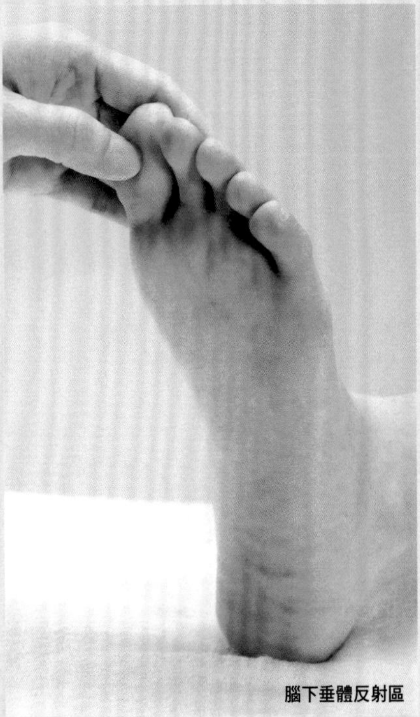

按摩作用

可改善脂肪堆積、甲狀腺機能亢進，並有清熱疏鬱及安神作用。

MASSAGE

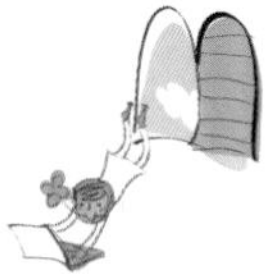

止掉髮

現代人壓力過大、過度減肥或營養失衡，或內分泌失調，都會造成掉髮的現象；另外，生活作息不正常、菸酒過量也很容易造成掉髮。

按摩部位

腦下垂體反射區位於雙拇趾趾腹的中央。腹腔神經叢位於腎臟與胃反射區周圍，足掌中心區域。腎上腺反射區位於第1蹠骨與蹠骨關節處，足底人字形交叉處點凹陷處。

注·意·事·項

1. 正在接受化療的癌症患者易導致掉髮，如果在此期間施行足部按摩，手法更要緩和、輕柔。
2. 多食用何首烏、黑芝麻，以及含有鐵質的豆類、牡蠣、菠菜、葡萄乾、瘦牛肉等。

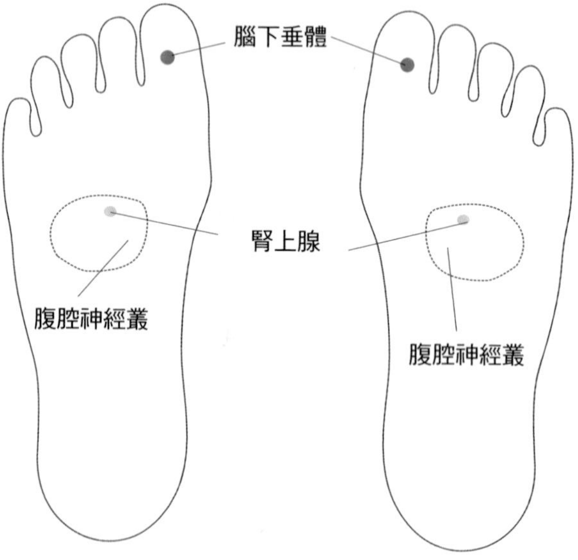

按摩方法

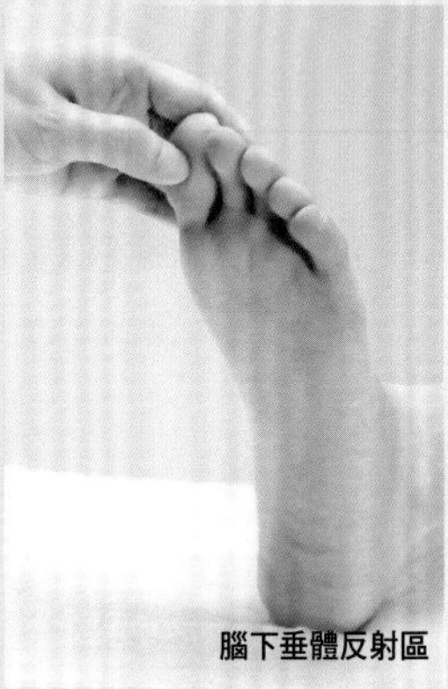

1 以拇指點壓法在腦下垂體反射區的部位，一手四指挾足背以固定腳拇趾，手腕輕抬施力深入壓按或揉按5分鐘。

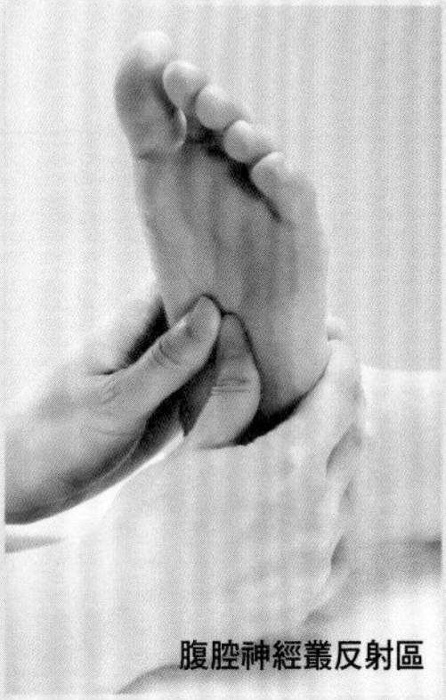

2 以雙拇指推按雙腳掌中心腹腔神經叢反射區強韌的肌肉群部位，以由上往下滑動的方式施行5次，或在定點施力10秒鐘。

3 以食指扣拳法施行於腎上腺反射區，尋找敏感點向深部多次按壓，以出現痛脹或痠麻為佳。

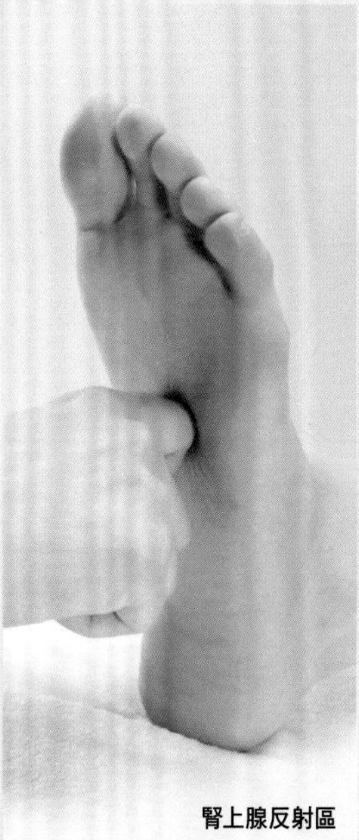

按摩作用

能促進內分泌系統的平衡、減緩掉髮現象，並可促進改善腸胃病、焦慮、壓力過大等情形。

MASSAGE

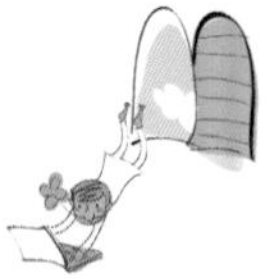

止經痛

女性經期因為子宮內膜剝落，隨著血液通過子宮口排出體外，若是遇到血塊不易暢通，就會引起腹痛、嘔吐、頭痛等症狀，長期嚴重經痛還會容易引起子宮內膜異位。

按摩部位

位於足跟內側，內踝後下方，呈三角區域的前列腺、子宮反射區；位於雙足外踝後下部分，呈三角形的區域，敏感點在踝關節靠後處的生殖腺反射區；以及距骨、盤骨之間形成下方的凹陷處，在雙足背內踝前的下半身淋巴反射區。

注·意·事·項

1. 月經期間會大量失血，進行足部按摩時不宜過度用力，月經後可以繼續進行足部按摩，達到自我保健的效果。
2. 月經期間忌生冷食物，像是冬瓜、梨子、酸菜、芥蘭等。建議多補充含鐵質的食物像是魚、蘋果、海帶、紅棗等。

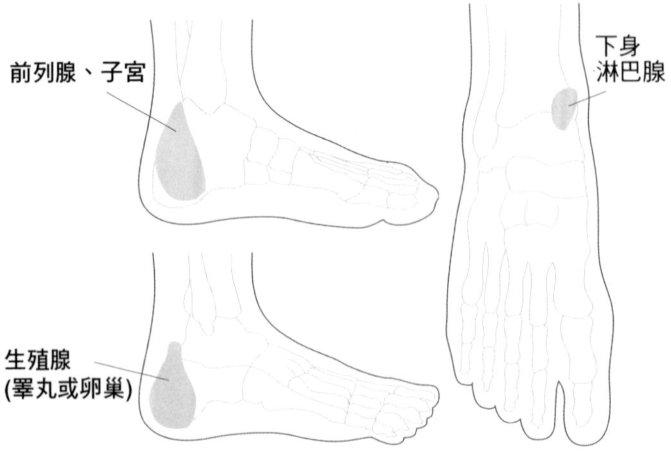

按摩方法

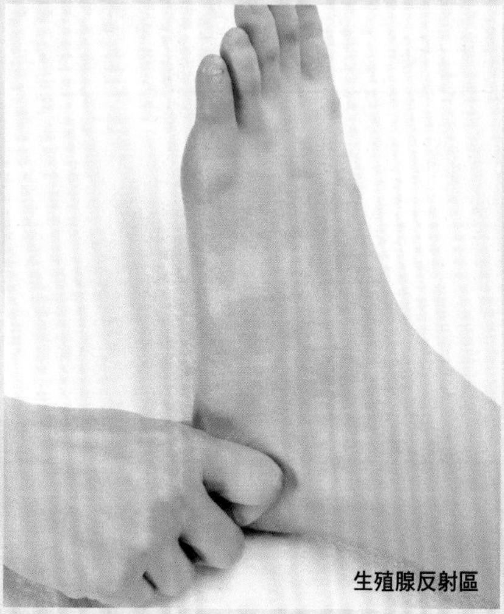

① 施行食指刮壓法於生殖腺反射區，以一手握足內側，一手食指第二指節側緣從骨關節區後緣向足跟方向施行5次。

② 以拇指點壓法施行於生殖腺反應區，一手握足，一手拇指點固定足底，食指第二指節側緣由上而下，施行3至5次。

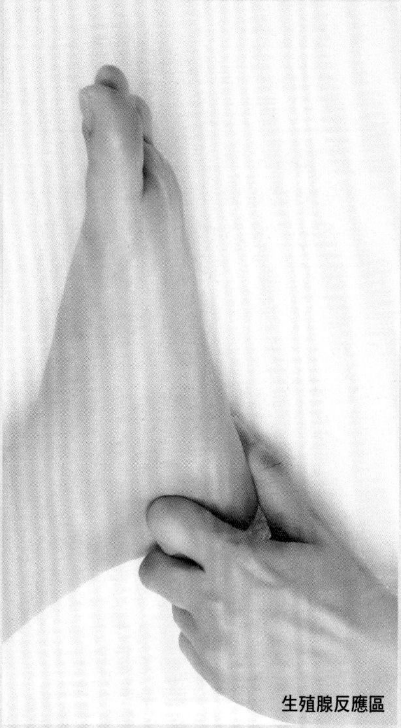

按摩作用

可以緩和經痛、調理月經，改善白帶、子宮脫垂等症狀。

MASSAGE

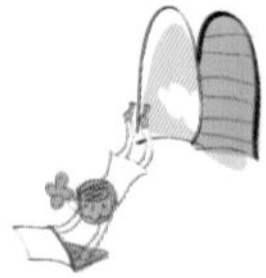

調整經期

月經失調是指月經週期或月經量異常。不少女性在經期之前還會有心情異常煩躁、不安，伴隨乳房脹大、疼痛、頭痛、腰痛等症狀，醫學認為這是和雌激素的變化有關。

按摩部位

子宮反射區位於足跟內側，內踝後下方，呈三角區域。生殖腺反射區位於雙足外踝後下部分，呈三角形的區域，敏感點在踝關節靠後處。

注·意·事·項

1. 經期前如果出現頭痛、胸痛症狀，可以搭配加強頭部、胸腔反射區。
2. 忌食精緻甜食、高鹽食物、生冷食物以及咖啡、可樂、茶。

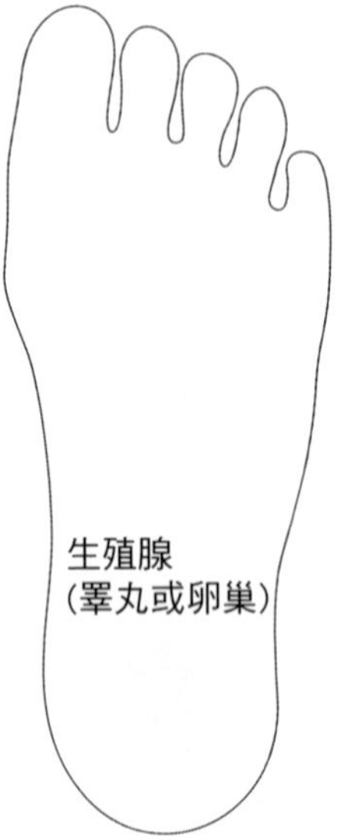

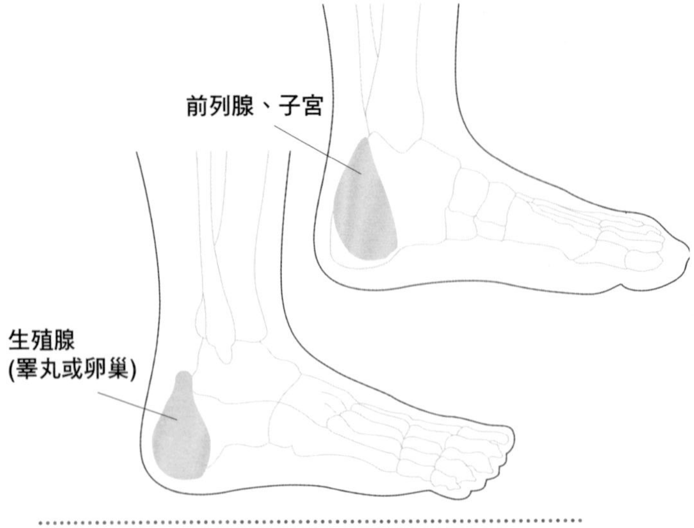

按摩方法

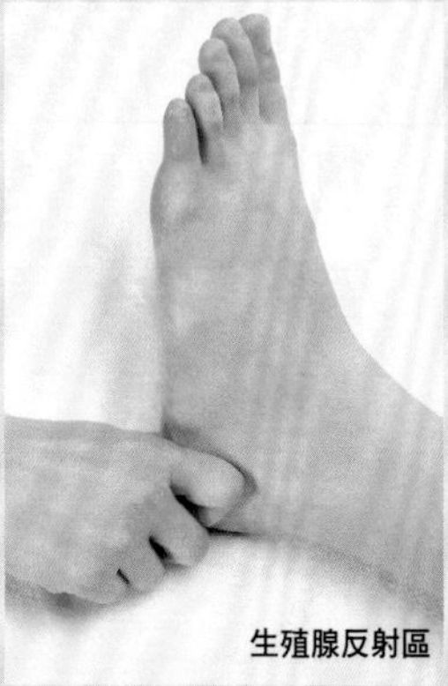

① 施行食指刮壓法於生殖腺反射區，以一手握足內側，一手食指第二指節側緣從骨關節區後緣向足跟方向，施行5次。

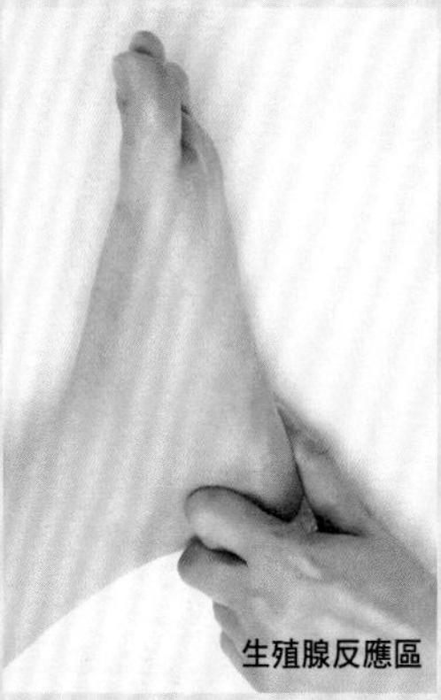

② 以拇指點壓法施行於生殖腺反應區，一手握足，一手拇指點固定足底，食指第二指節側緣由上而下，施行5次。

③ 搭配擦足心、足跟，可增強足部按摩的功效。

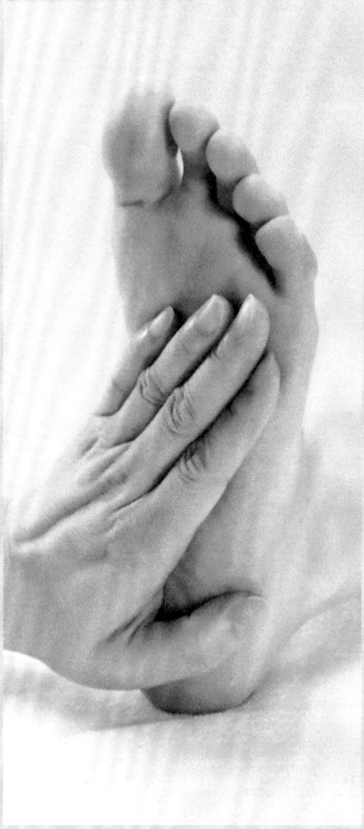

按摩作用

舒緩經前症候群、舒緩經期不適感；還能改善先天發育不良、子宮肌瘤、理氣調血。

MASSAGE

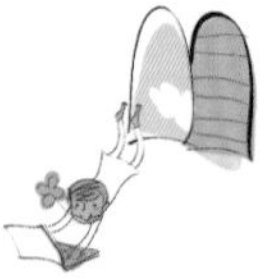

止孕吐

懷孕早期會出現孕吐現象，早晨起床噁心、嘔吐、頭暈、厭食，或是疲倦、口苦心煩的現象，一般孕吐的現象會在懷孕三個月之後逐漸消失。但是有一些反應較嚴重的孕婦，噁心、嘔吐的次數非常頻繁，導致無法進食，而影響身體健康。

按摩部位

大腦反射區位於雙足拇趾的指腹掌面全部區域；耳部反射區位於雙足第四、五趾根部，包括足掌、足背面兩個位置；乳房反射區位於雙足背第2、3、4蹠骨之間的區域。

注·意·事·項

操作手法要持續、緩和，以免對胎兒造成不良影響。

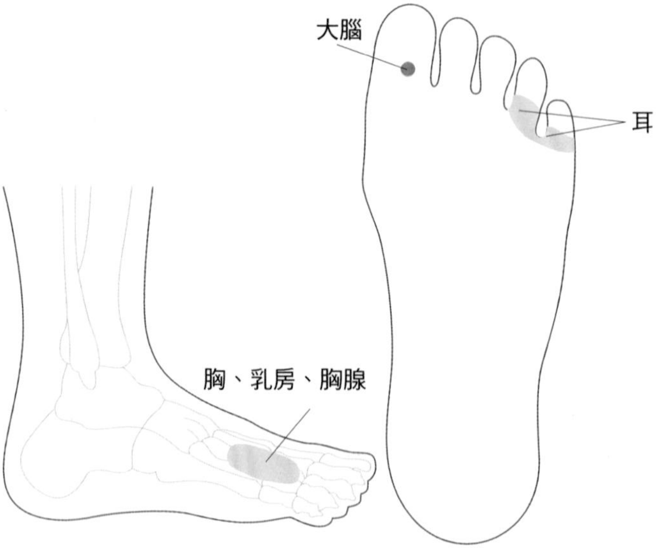

按摩方法

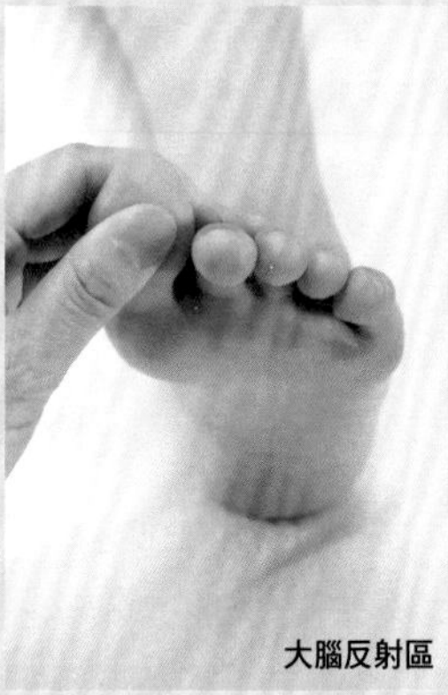

大腦反射區

① 由拇指點壓法施力於大腦反射區，由拇指點端向趾根推壓，施行5次。

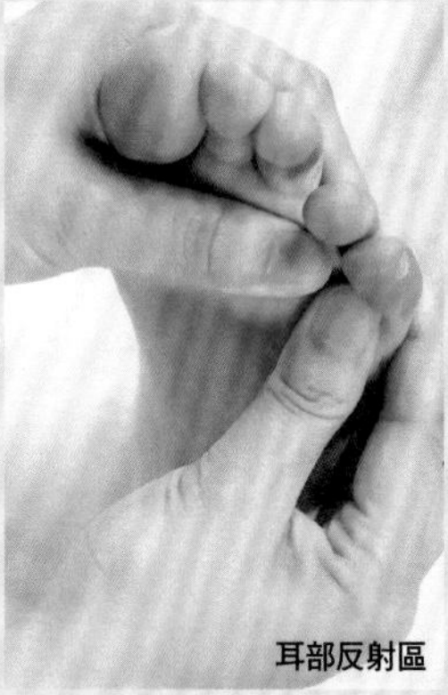

耳部反射區

② 以雙拇指按壓法在足底趾根、橫紋處按壓耳部反射區，每個方向施行5次，每次10秒。

③ 使用雙拇指推按法，雙拇指指腹前靠緊，從足趾向足心的方向推壓乳房反射區，施行5次。

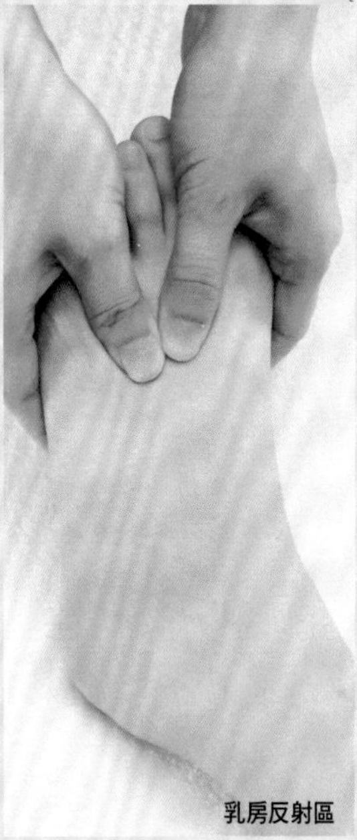

乳房反射區

按摩作用

可舒緩孕吐，改善食欲減退、足背腫痛，還能減緩頭痛、神經衰弱等症狀。

MASSAGE

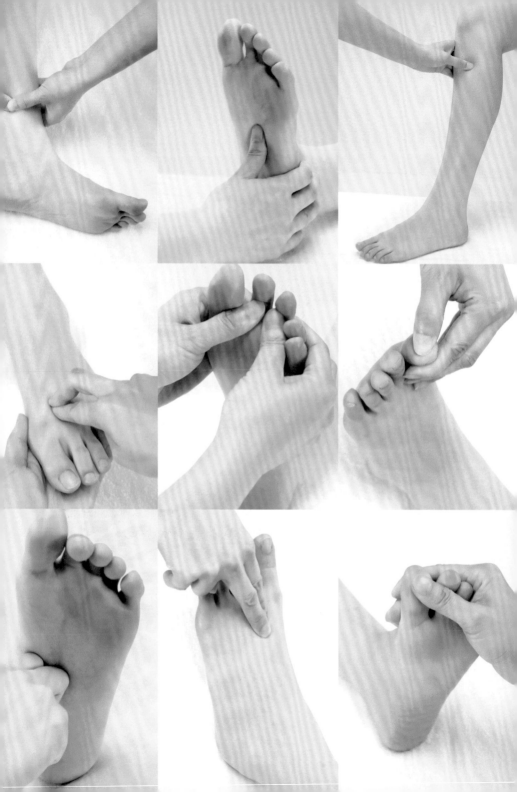

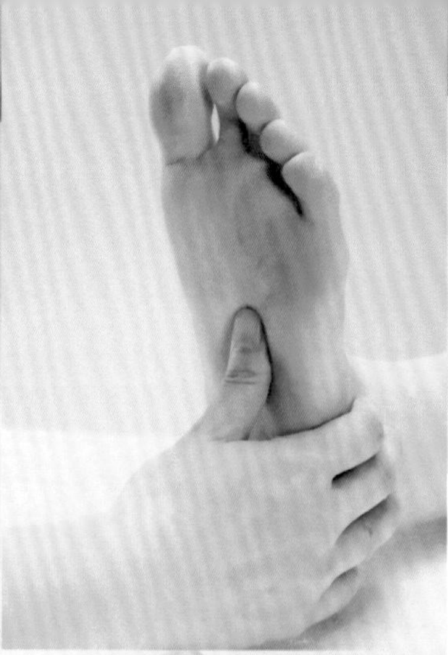

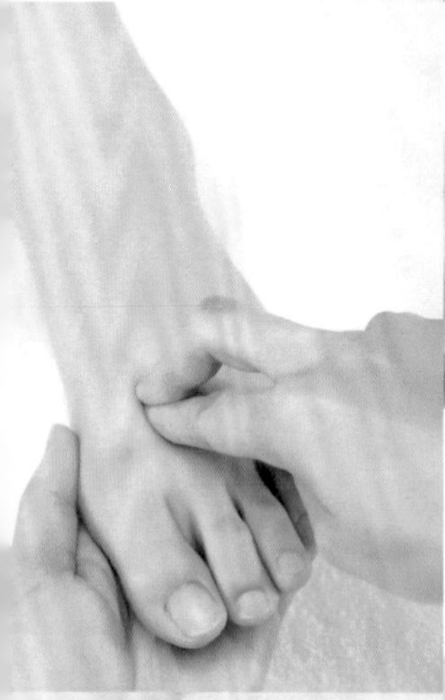
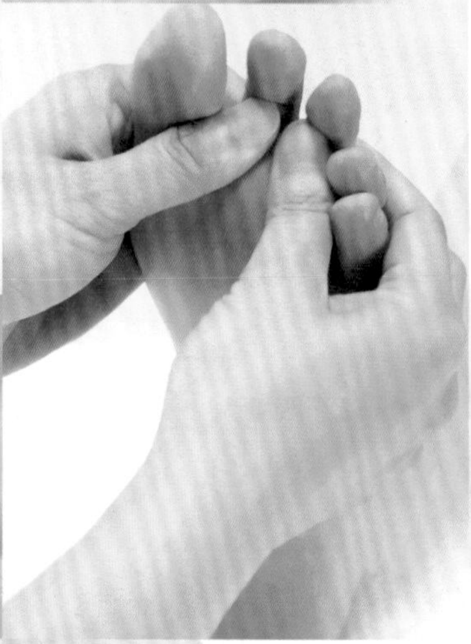
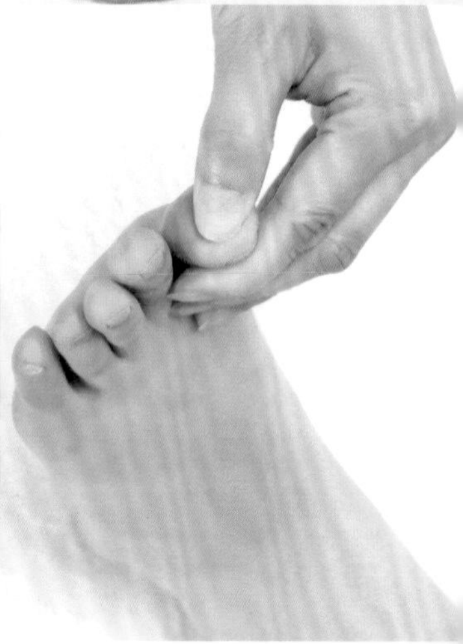
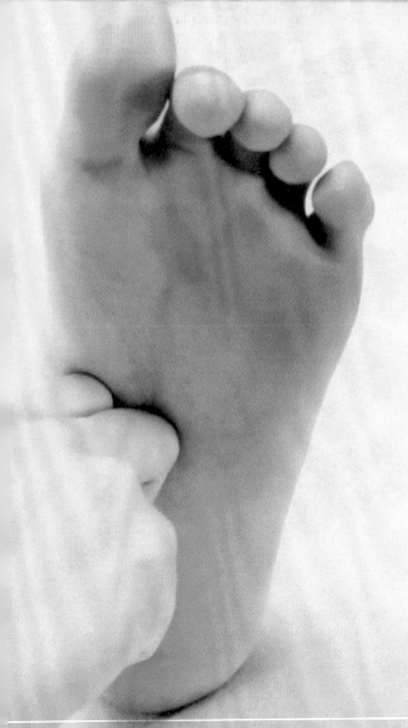
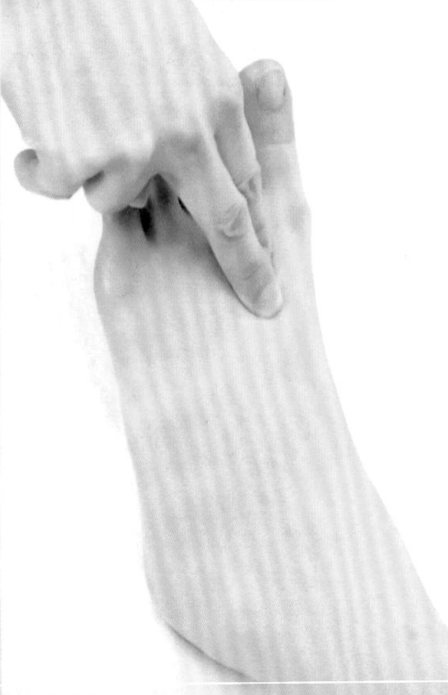
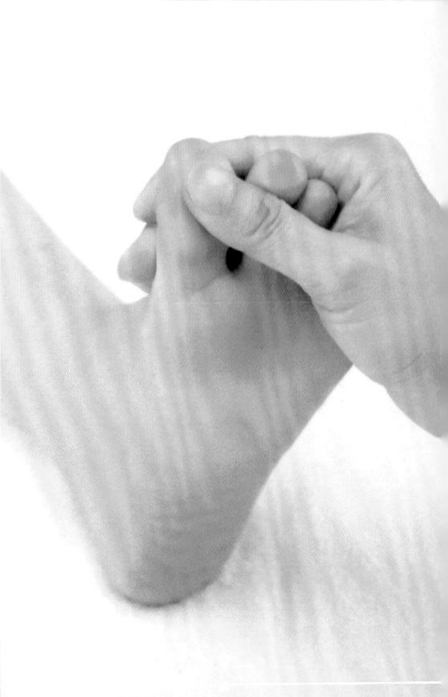

PART 5

養生，從護腳開始

足浴保健療法是足部按摩諸法中的一種，主要是透過水的溫熱作用、機械作用、化學作用，及借助藥物蒸氣，和藥液薰洗的治療作用，達到增強心腦血管機能、改善睡眠、消除疲勞、增強人體抵抗力等保健功效。

腳生
護養

足浴的功用

「足浴保健療法」又分為「普通熱水足浴療法」和「足藥浴療法」。

「普通熱水足浴療法」是指以水的溫熱和機械作用，刺激足部各穴位，促進氣血運行、暢通經絡、改善新陳代謝，進而達到防病及自我保健的效果。

「足藥浴療法」是指選擇適當的藥物、水煎後兌入溫水，然後進行足藥浴，讓藥液離子在水的溫熱作用和機械作用下，透過黏膜吸收和皮膚滲透進入到人體血液循環，進而輸送到人體的全身臟腑，達到防病、治病的目的。

至於足浴對人體有什麼好處，以下就讓我們來看看。

調整血壓

經常以熱水泡腳，能刺激足部穴位，促進血脈運行，調理臟腑，從而達到強身健體、祛除病邪的目的。臨床觀察發現，採用中藥泡腳治療高血壓，可有效地防止藥物的副作用反應，且效果較好，由於高血壓患者需要長期服藥，因此要減少藥物對人體的激素刺激，一般採用外用中藥法效果較好。

改善血液循環

足浴可以改善足部的血液循環。水的溫熱作用，可擴張足部血管，增高皮膚溫度，從而促進足部和全身血液循環。有人做過測試，一個健康的人用攝氏四十度至四十五度的溫水浸泡雙足四十分鐘，其全身血液的流量增加女性為十倍，男性為十三倍。可見，足浴可確保血液循環順暢和改善。

促進新陳代謝

足浴可促進足部及全身血液循環，由於血液循環量的增加，從而調節各內分泌的機能，促使各內分泌腺體分泌各種激素，如甲狀腺分泌的甲狀腺激素，腎上腺分泌的腎上腺素，這些激素均能促進新陳代謝。

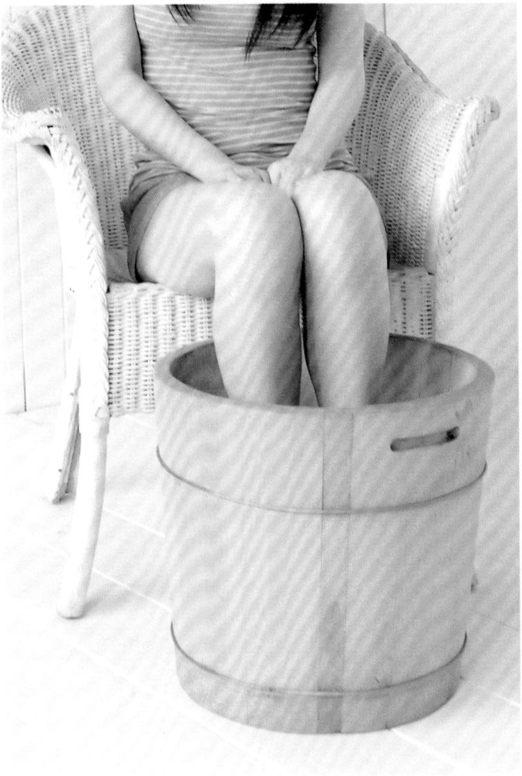

消除疲勞

足浴的最大作用就是消除疲勞，在很疲累時，做二十分鐘足浴，能將疲勞一掃而空。

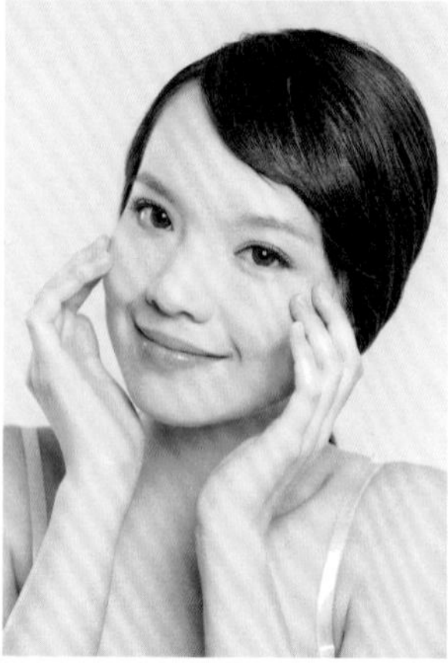

改善睡眠

足浴可通過促進足部及全身血液循環，加速血流，驅散足底沉積物和消除體內的疲勞物質，消除疲勞，使人處於休息狀態，從而改善睡眠。

養生美容

足浴還具有養生美容、養腦護腦、活血通絡等保健作用。

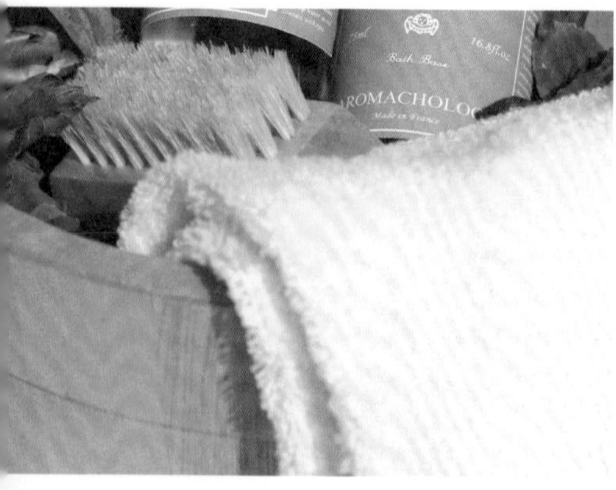

護腳養生

你一定要知道的事

按・摩・小・知・識

足浴的基本知識

做足浴時，首先先將腳放入攝氏三十七度左右的水中，然後讓浴水逐漸變熱至攝氏四十二度左右即可保持水溫，浴足時水通常要淹過踝部，且要時常搓動。浴足時間不要少於三十分鐘，四十分鐘較適宜，這是普通熱浴足方法；還有中藥熱浴足方法：每次浴足前先在水裡放入煎煮過的藥液（可兌水稀釋），然後按普通熱浴足的方法進行。

足浴時應該要注意的九件事

溫度要適中

足浴時要注意溫度適中（最佳溫度在攝氏四十度至四十五度），以防止水溫過高灼傷皮膚，尤其是對昏迷、生活不能自理者。同時，涼水對血管的收縮作用反而有利健康。最好能讓水溫按足部適應逐步變熱。

時間別太長

足浴的時間在四十分鐘內為宜，足浴時間內水溫要保持，尤其進行足浴治療時，只有保持一定的溫度和確保規定的足浴時間，才能保證藥物效力的最大發揮，從而達到治療的效果。

邊洗邊按摩

足藥浴時如給予足部以適當的物理刺激，如按摩、捏腳或搓腳等，有條件者也可使用具有加熱和按摩功能的足浴盆進行足浴，效果更佳。

飯前、飯後不要做

飯前、飯後三十分鐘不宜進行足浴，足浴時，足部血管擴張，血容量增加，造成胃腸及內臟血液減少，會影響胃腸的消化功能。飯前足藥浴會抑制胃液分泌，造成食欲不佳；飯後立即足浴則會造成胃腸的血容量減少，影響消化。

適時停用藥

足藥浴治療時，有些藥物外用會起泡，或造成局部皮膚發紅、搔癢。有的病人屬特異體質，用藥後會出現過敏反應。出現這些症狀後，應立即停止用藥。

記得要擦乾

足藥浴所用外治藥物，劑量較大，有些藥物尚有毒性，故一般不宜入口。同時，足藥浴治療完畢後，應洗淨患處並拭乾。

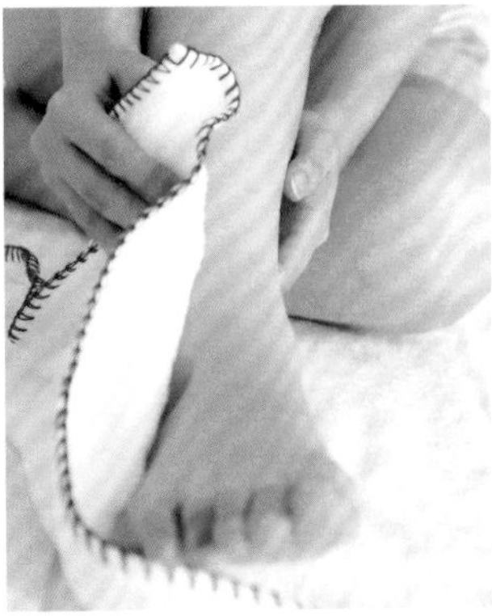

注意傳染病

有傳染性皮膚疾病者，如足癬病人，應注意自身傳染和交叉傳染的可能。同一家庭成員，最好各自使用自己的浴盆，以防止交叉感染或傳播傳染病。

不舒服時換冷水

在進行足浴時，由於足部及下肢血管擴張，血容量增加，可能會引起頭部急性貧血，導致頭暈、頭眩。出現上述症狀時，可以冷水洗足，使足部血管收縮，血流充分流向頭部，消除頭部急性貧血，緩解症狀。

出血不要泡

有出血等症狀的患者，不宜進行足浴。

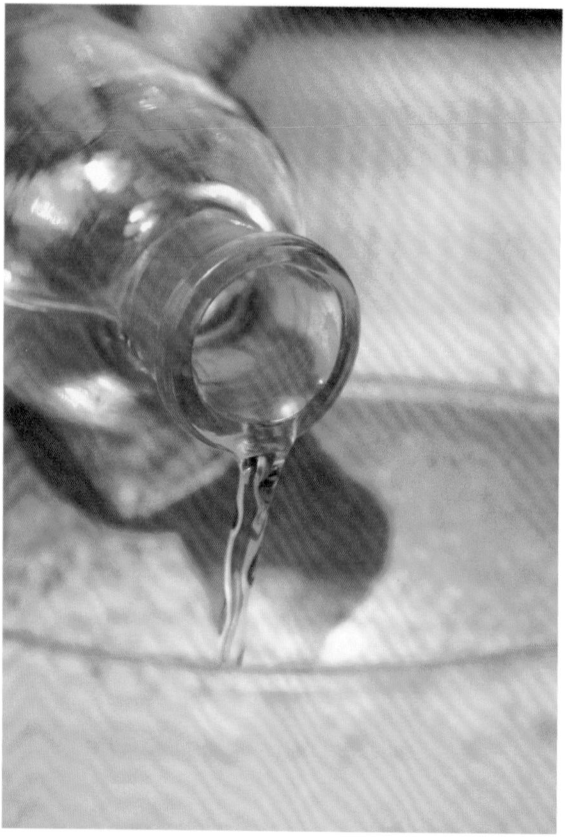

護腳養生

消除疲勞足浴法

涼水足浴法

涼水足浴法對於血液循環有障礙、有靜脈瘤、工作需久站、足部疲勞、慢性足部冰涼的人有不錯的療效。先以手揉搓腳底至溫熱，再浸泡至水溫攝氏十度至十八度左右的水中約三分鐘，足浴結束後再以手搓熱足部。此法不適用於患有動脈硬化或是有動脈硬化所引起的靜脈瘤患者。

溫水足浴法

使用水溫攝氏三十六度至三十八度的水，浸泡雙腳十五至二十分鐘，並且在過程中水溫

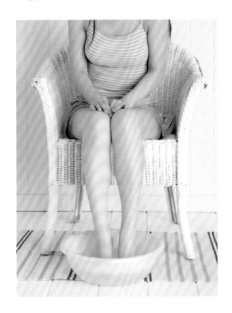

降低時即時補充開水以保持水溫。此法增進血液循環，不適合靜脈瘤及高血壓患者。

當歸川芎足浴

將當歸、川芎三錢裝進布袋中，放入鍋中，加一千毫升水，以大火煮滾，轉小火再煮十分鐘左右，待水溫降至攝氏四十度後，浸泡雙腳約二十分鐘，再以溫水洗淨、保暖。此法可以改善筋骨痠痛、血液循環不佳等症狀。

米酒足浴法

以米酒一杯約五十毫升，加入攝氏四十度水中，浸泡雙腳約二十分鐘，可以促進代謝、改善手腳冰冷、改善血液循環，並具有去除腳底角質的功效。

鹽足浴法

以粗鹽或是浴鹽十公克左右，加入攝氏四十度水中，浸泡雙腳約二十分鐘，富含礦物質的鹽可以去角質、除汙，並且減輕因為久站而造成的下肢水腫，浴畢以溫水清洗雙腳，去除鹽分，並且要留意保暖及乾燥。

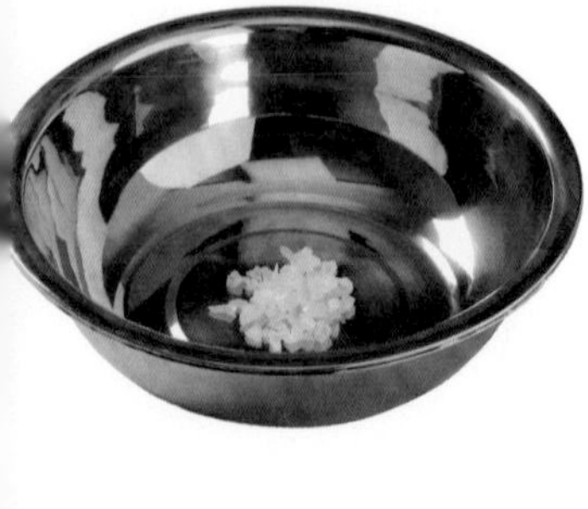

玫瑰足浴法

玫瑰花苞一把約二十至三十朵，先丟入煮開的沸水中，煮出香氣及成分，再加入攝氏四十度水溫的水，浸泡雙腳二十分鐘，浴後擦乾雙腳並保暖。此法能寧心安神、放鬆心情，以及改善壓力，並且還有活血與美白的效果。

醋足浴

以三毫升的白醋加入攝氏四十度水中，浸泡雙腳約二十分鐘，再以溫水清洗雙腳，擦乾後留意保暖，此法具有安神、改善腳跟龜裂、軟化角質的功效。

薄荷足浴

薄荷葉適量，水溫維持在攝氏三十五度即可，浸泡雙腳二十分鐘後擦乾即可。薄荷足浴具有緩解青春痘、皮膚癢以及冬天異位性皮膚炎等症狀的功效。

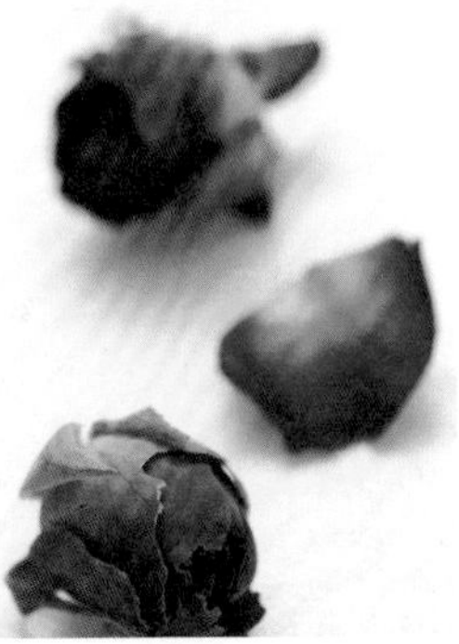

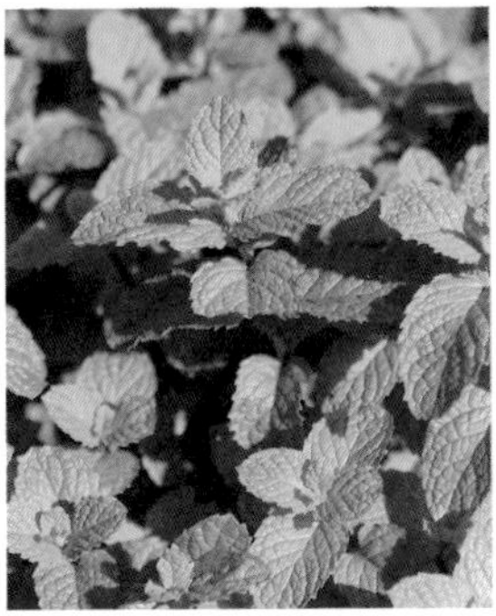

正確的步行法

每個人每天平均都會走上三千至四千步，但是，有許多人並不是用著正確的方式在走路。正確的步行方式會使體重分散，有利於腿部、足部以及肌肉、骨骼正常發展；在快速移動或是跳躍時，單腳所需承受的力量會比自身的體重高很多，在每天的生活當中，正確的運用足部進行活動就變得相當重要；而錯誤的走路姿勢則會造成O形腿、拇指變形、膝蓋關節無法伸直、雞眼、足部彎曲等問題。

・放鬆肩膀，雙腳直立。（圖A）

・收腹挺腰，背部挺直，並且挺胸，手臂隨身體自然擺動。步伐盡量寬一點，減少足部的負擔。視線直視前方五至十公尺處，以免增加脊椎的負擔和影響姿勢。（圖B）

・以後腳跟先著地，感受地面對於腳的壓力，然後接著腳趾再落地。（圖C）

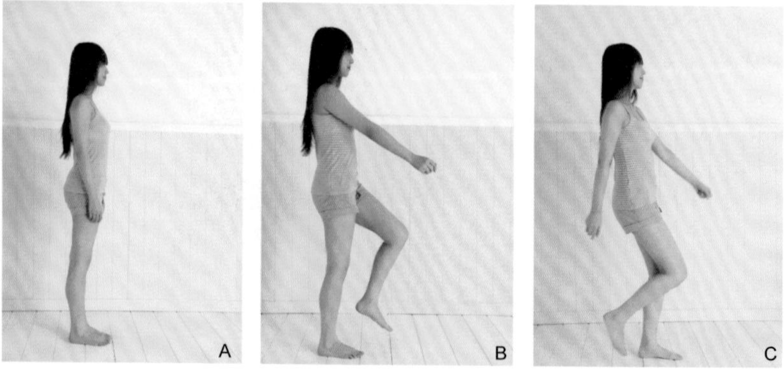

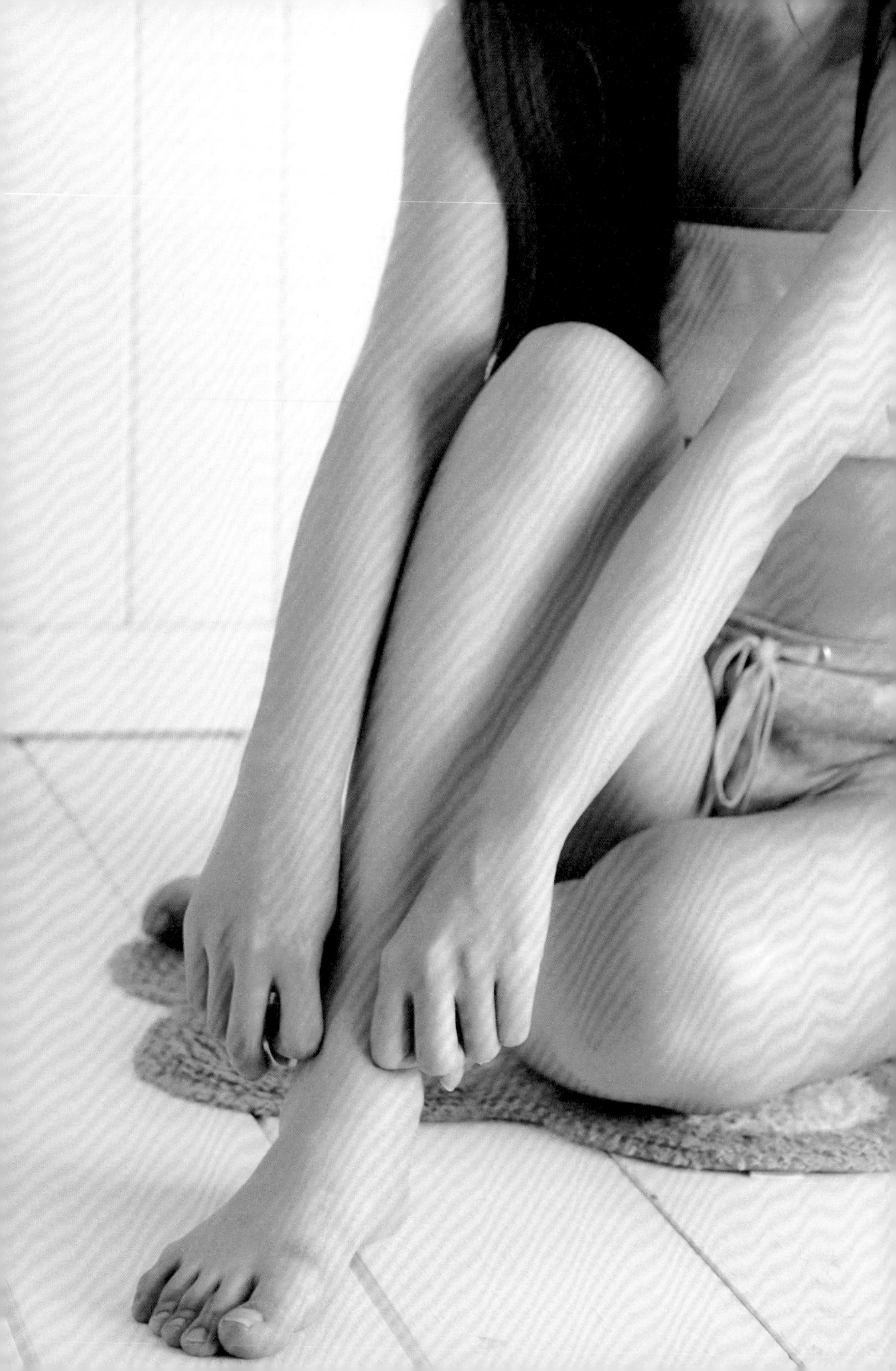

腳護
養生

生活中的護足法

腳部健康有賴於日常生活中對腳的保護，以下就介紹幾種足部的養生方式。

溫水泡腳，腳趾間的水要擦乾

養成良好的衛生習慣，晚上以溫水泡腳，時間十五至二十分鐘，腳縫之間要用手搓一搓，擦腳時要擦乾水，尤其是腳趾之間的水。勤換鞋襪和鞋墊也很重要。

修剪指甲

不要斜剪，不要剪得過禿，以

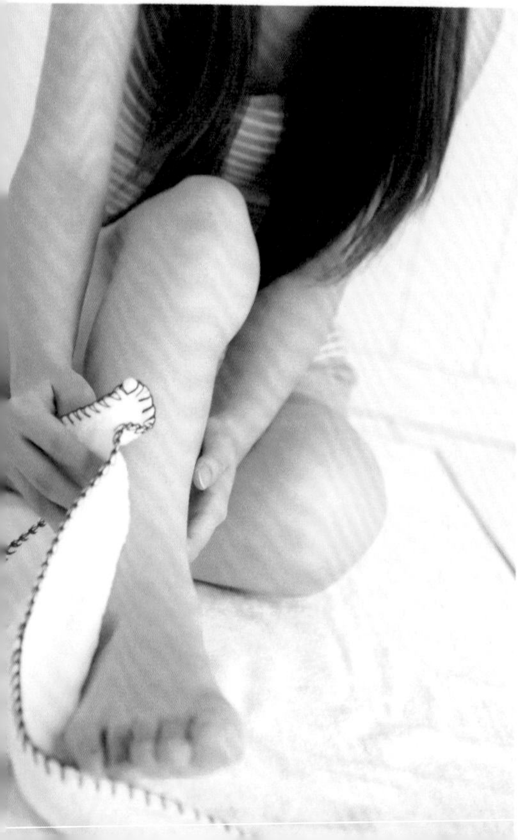

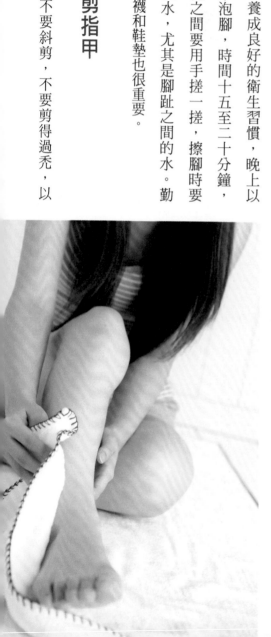

免傷及甲溝；不要剪得太短，過於接近皮膚，否則穿鞋時易引起疼痛，導致嵌甲或甲溝炎。

選擇合適的鞋

腳在鞋裡要舒服，鞋要合腳，不要總是穿同一雙鞋。

避免戶外赤腳行走

以免發生外傷，引起足部感染。足部發生問題時，不要自行處理，以免處理不當，反而引起慢性病變的發生。

常做足底按摩，促進血液循環

經常做些足部保健或足底按摩，可以促進足部的血液循環，使腳部處於一種健康、舒適的平衡狀態。

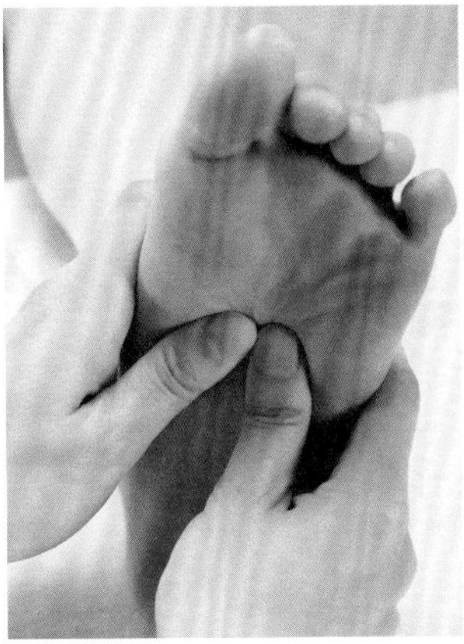

腳生護養

三分鐘足部保健操

搓足底

中醫認為足底的湧泉穴是少陰腎經的起始點，搓足底有益精補腎、滋陰降火、鎮靜安神的功效。搓足底可以使足部血液暢通影響全身氣血循環，可以有效地緩解疲勞，預防下肢痠軟及手腳冰冷，還能調節血壓，預防衰老等功效。搓足底的方式是先搓熱雙掌，以左手摩擦右足底，右手摩擦左足底，總共一百零八次，如果在晚上睡前以熱水泡腳後，再進行搓足底效果更好。

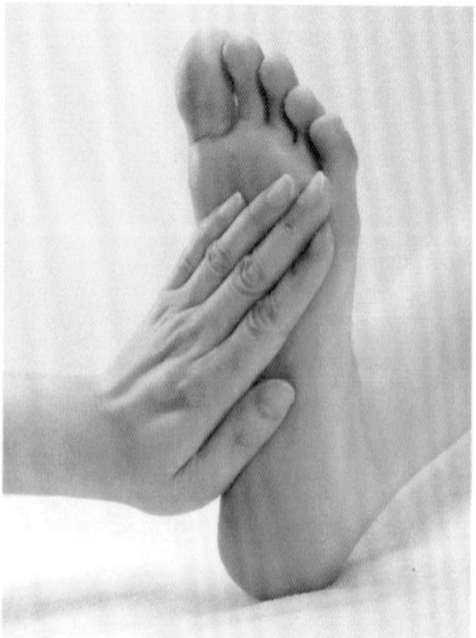

揉五指

腳趾是足三陰經與足三陽經經氣交接的地方，而五根腳趾反應身體的大腦以及面部區，由於足趾在距離心臟最遠的位置，末梢循環較差，因此揉捏腳趾能夠幫助腳部血液循環，還能益智健腦、增進記憶力、明目聰耳，以及預防頭痛、感冒等，尤其是長時間從事文字處理或是電腦工作的上班族，揉搓腳趾可以消除眼睛的疲勞。揉五指可以在睡前或是休息時，先以熱水泡腳，促進腳部血液循環，再以手輪流抓住各個腳趾，做圓周揉搓運動。

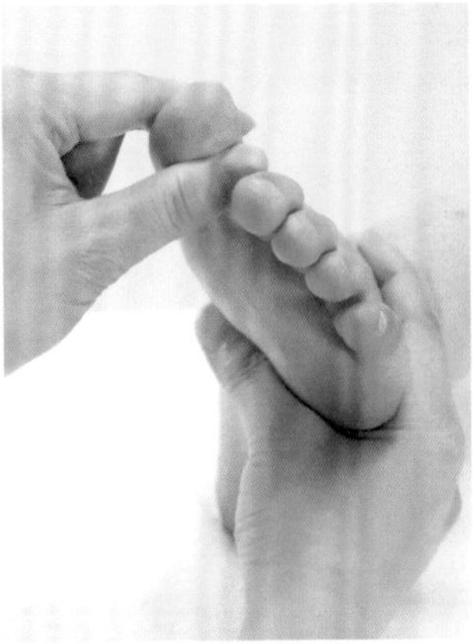

旋動足前部

經常轉動足前部，除了能靈活關節之外，還能減緩身體老化的速度。一隻手握著足中部，另一隻手則握著足五趾做順時針與逆時針的旋轉，並且牽扯五趾三至五次，活動第一節的趾關節，經常旋動足前部，可以改善足部的血液循環，並且提高呼吸系統、循環系統和消化系統的功能。

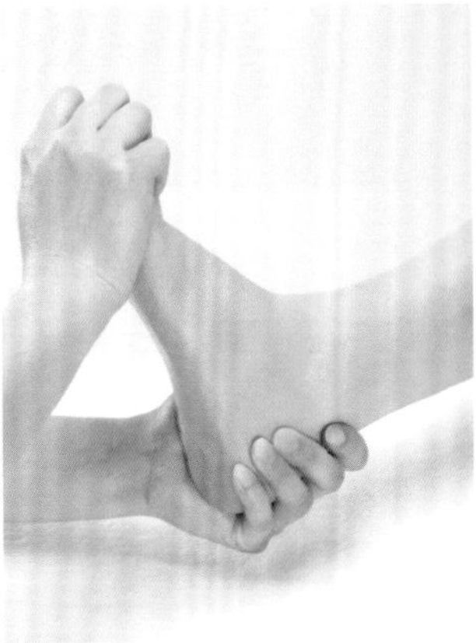

揉擠足部內外側

以手掌在足部內外側輕柔地迴旋揉擠，能夠提升人體免疫力。足內側是脊椎反射區，而足外側是淋巴反射區，揉擠足部內外側可以提升免疫力，並且預防脊椎與淋巴系統的疾病。

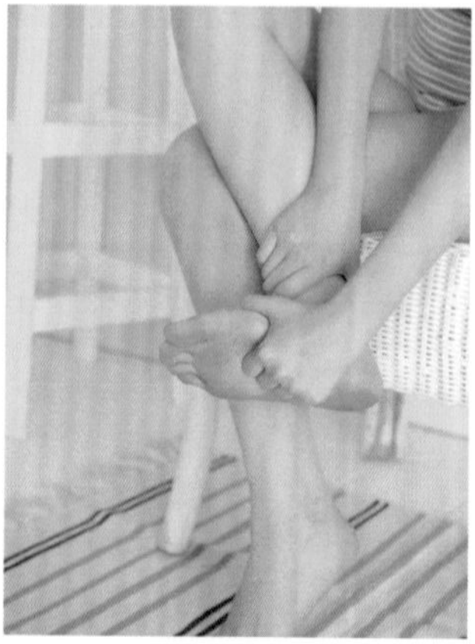

推擦足部

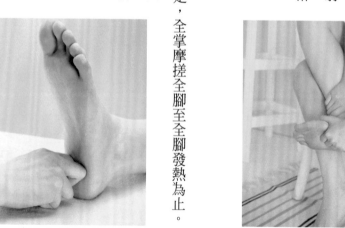

先將兩掌搓熱，用左手掌心對右足，右手掌心對左足，全掌摩搓全腳至全腳發熱為止。推法主要用於腳底縱向長線，治療虛寒及慢性病痛；擦法用於足部各部位順骨骼走向的運動，主要是針對虛寒及精神性疾病。

捏足跟

足後跟是生殖系統反射區，經常地按摩有助於保

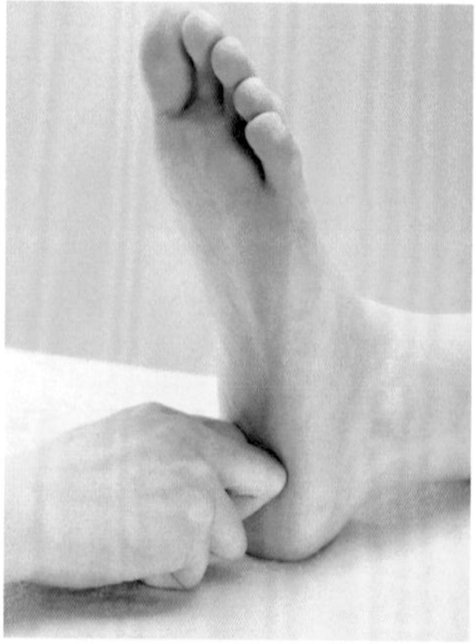

健；同時，還能止鼻血、解除下肢疲勞、防止足跟痛、增強腳力等。施行的方式是以食指、中指夾住，相對用力擠壓，動作均勻、有節奏，每次施行一個循環三至五次。

按壓踝前穴

主要穴位有位於內側腳踝的太谿穴，主要功效是調補腎氣、強健腰膝、預防耳鳴等症狀；還有解谿穴對於頭痛、暈眩、腸胃炎、脹氣與便祕有功效。

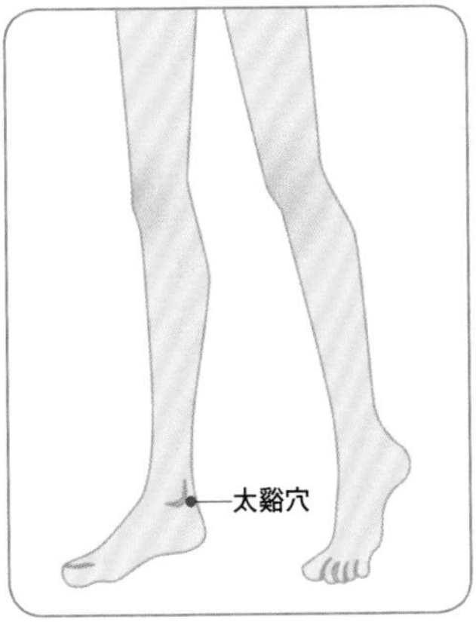

旋動踝關節

施行的方式是以一隻手握住踝關節上方，另一隻手握住足掌，做順時針與逆時針旋轉踝關節各十次。旋動踝關節對於慢性病、老年病及局部傷痛皆有功效。

國家圖書館出版品預行編目資料

全圖解超速效腳底按摩/漢欣文化編輯部著. -- 三版.
-- 新北市：漢欣文化事業有限公司, 2021.08
160面；21x15公分. -- (健康隨身書；2)
ISBN 978-957-686-811-5(平裝)

1.按摩 2.腳 3.健康法

413.92 110008942

定價280元

健康隨身書 2

全圖解超速效腳底按摩（新裝版）

作　　者 / 漢欣文化編輯部
審定醫師 / 賴鎮源
專案企畫 / 何錦雲
封面設計 / 周盈汝
執行美編 / 周盈汝
出 版 者 / **漢欣文化事業有限公司**
地　　址 / 新北市板橋區板新路206號3樓
電　　話 / 02-8953-9611
傳　　真 / 02-8952-4084
郵撥帳號 / 05837599 漢欣文化事業有限公司
電子郵件 / hsbookse@gmail.com
三版一刷 / 2021年8月

Q：
頸椎出問題是老化還是病變？是姿勢不良還是其他病因引起的？

不論痠麻．抽痛．頭暈．噁心等症狀，本書一次解答！

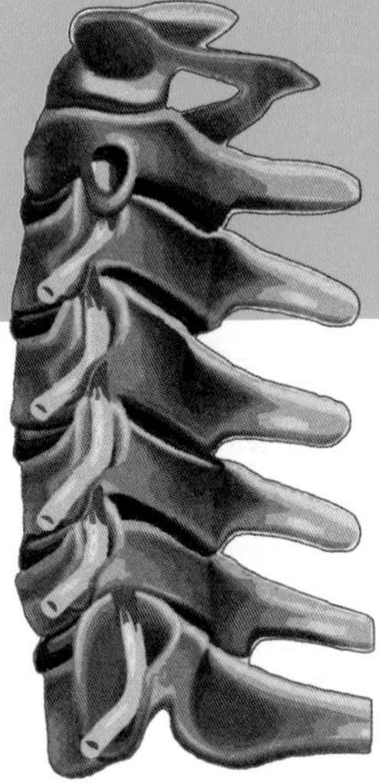

想知道頸椎是否出了問題，自然得先了解頸部的結構，還有它擔負的責任、功能，才能夠清楚知道，身體上的一些病痛是不是頸椎症候群所造成的！

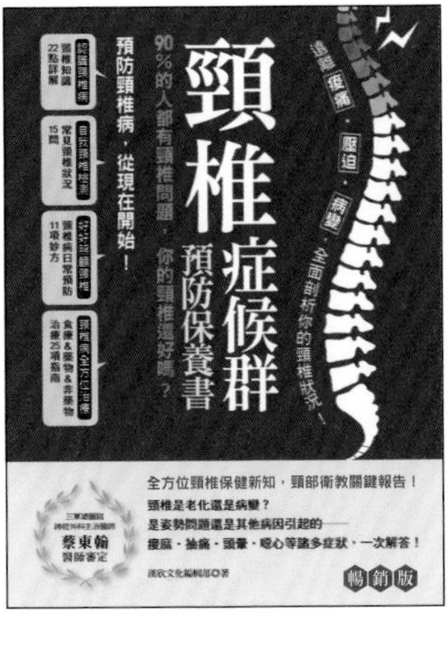

伸展軀體，愛護頸椎，別再做低頭族！

- ☆頸椎知識22點詳解
- ☆常見頸椎狀況15問
- ☆頸椎症候群日常預防11項妙方
- ☆食療&藥物&非藥物治療25項指南

全方位頸椎保健新知，頸部衛教關鍵報告！

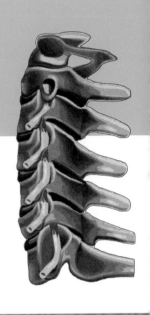

頸椎症候群患者宜喝的藥茶

所謂藥茶是將中藥材經過煎煮或沖泡而成的茶飲，簡單、方便又可對症下藥，不失為忙碌的上班族保養身體的好方法。

杜仲茶

配方：杜仲6公克，綠茶3公克。

做法：將杜仲研磨成粗末，與綠茶一起放入茶杯中，倒入沸水沖泡，蓋上蓋子燜10分鐘，每日一劑。

效用：補肝益腎，強化筋骨。

川芎活血茶

配方：川芎5公克，茶葉10公克。

做法：水煎，飯後熱服。

效用：行氣活血，緩解疼痛。

木瓜南五加茶

配方：木瓜20公克，南五加12公克，炙甘草6公克。

做法：藥材加水500毫升，煎煮15分鐘後便可飲服，每日一劑。

效用：疏筋活絡，和胃化濕。適用於因濕邪引起的關節疼痛、頸部不適等。

喝藥茶須注意事項

1 先諮詢醫師，依照病情與體質飲用。

2 適量飲用，根據配方比例調配，按照指示的時間、方式及份量飲用。

3 勿與西藥搭配服用，以免發生不良的化學反應。

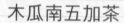

professional

+

practical

+

beautiful

professional

+

practical

+

beautiful